焦慮不是你的錯

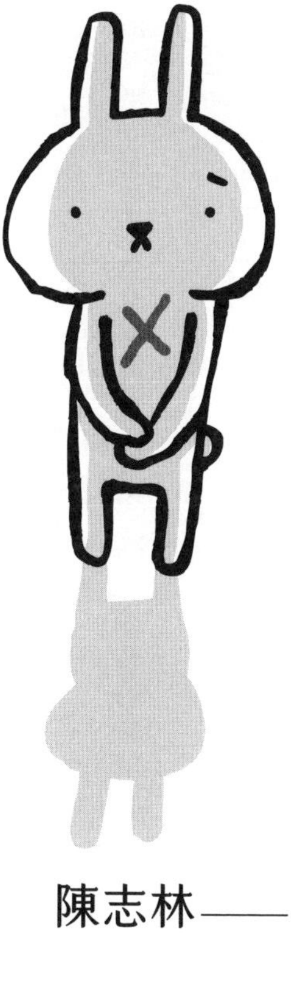

走出恐慌泥潭，緩解不安的練習

陳志林——著

序一　走開！討厭的焦慮

生命裡最大的殺手是憂愁和焦慮。痛苦源於不充實，生活充實就不會胡思亂想。

——星雲大師

後悔過去、不滿現在、擔憂未來，現今是一個焦慮的時代。

「家人已熟睡，但我卻焦躁到無法入眠。工作沒著落，月底除了房貸，小孩的開銷又大，錢根本不夠用。」

「已經快晚上十點了，老公還沒回家。已經打了三通電話，知道他最近在忙加班，但卻莫名其妙冒出一個念頭：他辦公室的女同事一定也在加班，是不是有什麼問題？」

「結案期限快到了，進度才到一半，而且還有其他工作要做，加班也做不完，我快崩潰了！」

「點開社群軟體，好友動態都讓讓我心煩。明明不想看這些，但總是忍不住，甚至還會違心地幫朋友按讚。」

「過得很累，總是感到很焦慮」，這是多數人的心聲。在繁忙的生活中，壓力、疲勞、挫折、迷茫、不甘，使我們容易陷入焦慮的泥潭。

在智聯招聘（中國招聘網站）發布的《二〇一七新銳中產現狀研究報告》中，顯示有超過三分之一的人出現過輕微，甚至是嚴重的失眠症狀。高達95％的中產階級會感到經常焦慮或偶爾焦慮。其中，71％的中產階級焦慮來源是對於未來的不確定性。另外，有46％則來自於對現實的不滿。調查對象主要集中在網際網路、金融、房地產等行業。其中出生「一九八〇年代後」人數最多，占比52％；其次為「九〇後」和「七〇後」，占比分別為35％和8％。

焦慮已經成了現代人心理健康的超級殺手，其可怕之處在於來自內心，頑固且持續不斷。人最難戰勝的是自己，而焦慮源頭正是自身。面對競爭對手或者敵人，可以果決地出手，但對自己內心或者潛意識中生出的「敵人」，往往是無能為力，甚至深感絕望。

焦慮有一個明顯的特性：越反抗越強大，越想趕走它，它黏你越緊。許多飽受焦慮折磨的人都會有這種深刻的體會。

焦慮還具有一定的隱蔽性，當它突然發作，才驚覺自己已經淪陷在不良情緒中。

焦慮往往無法引起其他人的重視，它不像其他疾病具有可怕的外在表現，甚至先進的醫療儀器也無能為力，只有焦慮者本人才能體會其中的痛苦。

確實，焦慮非常普遍，而且讓人心生畏懼。但如果能找到正確的應對之法，就能釋放情緒，讓內心獲得寧靜祥和，從而擺脫焦慮的困擾。

本書提供了應對焦慮之法深入剖析和研究了焦慮的表現、危害、產生的原因等問題，並結合許多心理學專家的治療經驗和大量真實案例，總結出實用有效的擺脫焦慮的方法和技巧。

閱讀完本書之後，你再也不用無奈而憤怒地大喊：「走開！討厭的焦慮」，而能直擊焦慮的本質，從內而外，徹底戰勝焦慮，獲得內心的寧靜和幸福。

序二　「消極想法轉化器」

很多時候，焦慮來自於消極的想法，會封起健康的心理和情緒，掉進痛苦的深淵。人很難完全杜絕消極想法，偶爾會陷入消極思想中，這是人的本性。

我們不是要去抗拒消極想法，而是要讓它改道。讓消極想法的能量改道流向積極想法。無論消極想法何時出現，只需在心理上建立條件反射，思路就能自動流向與此相關的積極想法。就像巴夫洛夫的狗，一聽到鈴響就會分泌唾液。當建立起這個條件反射，焦慮就難以困擾我們。

在心理上建立條件反射，我們需要一個「消極想法轉化器」（如表1所示）。當出現了消極想法，就可以用這個轉化器讓想法由負轉正。

表1　消極想法轉化器

消極想法	轉化	積極想法
這真是太不公平了。	→	從個人和短期的角度來看，生活有時候的確很不公平，但如果從更宏觀和長遠的角度來看，一切都很公平，得失之間，充滿平衡。
我是個失敗者。	→	這只是一個小意外。失敗是因為操作失誤，不是我的能力有問題。只要吸取教訓，下一次會做得更好。
這實在無法忍受。	→	也許事情並沒有想像的那麼糟，只要換一個角度看就可以。
這都是我的錯。	→	很多時候，出現問題是由於客觀原因和運氣差所導致。其實，現在最需要做的不是自責，而是想辦法讓情況逐漸好轉。
我不知道該如何去應付。	→	相信自己，我一定能學會如何更好地應對這種情況。
我必須抗爭。	→	與其和眼前的難題進行無意義的抗爭，還不如多抽點時間關注自身，那對我會更有幫助。
每一天都像是一個巨大的挑戰。	→	學著放慢處理事情的腳步，抽出時間來關注自我，做一些能促進自己成長的小事情。
我覺得自己快瘋掉了。	→	這只是我沒有控制好自己而已。這種感覺和發瘋之間並沒有什麼關聯。其實，焦慮和「瘋癲」之間相差甚遠。
為什麼我不得不去面對這一切，而其他人的生活看起來總是輕鬆愜意？	→	生活就是一所學堂。雖然我現在走上了一條更艱辛的路——選了一門更難的課，但這並不是我的問題。事實上，逆境給了我更多的體驗，能讓我變得更堅強。

表1　消極想法轉化器（續）

消極想法	轉化	積極想法
我怎麼這麼倒楣，偏偏遇見這種情況。	→	一切都是最好的安排。幸好不是讓我最難以接受的事情發生。
如果這種感覺一直持續下去，永遠都不會消失，該怎麼辦？	→	我總有一天能應付它，沒必要把這種焦慮投射到未來。
一想起那件事我就怒火沖天，恨不得殺了他。	→	學會忘記，穿越痛苦，放下怨恨更容易獲得平靜。我為什麼要用別人的過錯來懲罰自己呢？
我這麼做，別人會怎麼看？	→	很多時候，別人更在乎和關注自己，而不是他人。我只要確認自己做得對，就不用太在意別人的看法。
我總覺得比別人差。	→	每個人都有自己的長處，沒有必要去和別人比，只要做好我自己就行了。

目錄

CHAPTER 3

心理學家對焦慮的經典闡述

CHAPTER 4

廣泛性焦慮：你所擔心的事99%都不會發生

CHAPTER 5 職場焦慮：你的努力，永遠不會白費

CHAPTER 6 婚姻家庭焦慮：殿堂還是墳墓，關鍵在於經營

CHAPTER 9

突破焦慮思維，走出情緒閉環

CHAPTER 10

用冥想來為心靈「排毒」

CHAPTER 11

用專業「工具」走出焦慮

CHAPTER 12

用運動和飲食來緩解焦慮

附 錄 緩解焦慮的23個小竅門

Chapter 1

焦慮是心理疾病，遠比想像更可怕

焦慮在現今是一種很普遍的社會現象。許多人處於焦慮的「輻射圈」內，逐漸從邊緣被吸引向中心。人們感受到莫名恐懼，並飽受煎熬。於是，緩解、走出焦慮成了人們共同的願望。

焦慮是種「流行病」

焦慮是一個全球性的問題。知名廣告公司「智威湯遜」（J. Walter Thompson）曾經對全球二十七個國家及地區的消費者進行過調查，結果顯示：平均有七一%的人處於焦慮狀態，其中美國為76%、日本為83%、韓國為78%、俄羅斯為68%、中國為57%。

人體的健康包含兩個方面：生理健康與心理健康。二者相輔相成，互相影響。但一般人只注重生理，而忽視掉心理健康。其實，心理問題也會像病菌一樣傷害身體。焦慮就是一種流行病。

珍妮是一位中學教師，有許多煩心事讓

她疲憊不堪。漸漸地，她對出現在限制較多的公共場合感到不舒服，甚至過度在意他人對她的想法。沒有朋友或親人的陪伴，除了超市，她不敢去其他地方，而且她開始懷疑自己的工作能力。雖然一直強迫自己投入到工作中，但只要一站上講臺，就會感到恐慌，有想要馬上離開的衝動，這種狀況是以前從未出現過。

詹姆斯擔任軟體工程師已經五年，一直沒得到升遷，感到十分鬱悶和沮喪。漸漸地，他變得沉默不語。即便只是坐在座位上，都讓他很不舒服，更不用說開會發表意見了。某次會議，他要介紹自己負責的工作內容，這讓他感到非常緊張，甚至想辭職。

三十四歲的莫尼卡最近常失眠、煩悶、暴飲暴食。因為她參加同學會時，聽到某同學身家千萬、某同學成了著名律師、某同學嫁了一個有錢的老公……再反觀自己，還是一名小職員，而且聽說公司最近要裁員，但丈夫收入不高，孩子還在就學。

看到同學們都出人頭地讓她心裡嚴重失衡……

這些都是典型的焦慮症狀，是一種非常普遍的社會現象。焦慮是一種非常糟糕的情緒，是一種預感到即將面臨不好境地的擔憂、緊張、不安和苦悶感。

焦慮通常有以下顯著的特徵。

1.與處境不相稱的痛苦情緒體驗，因沒有確定的客觀物件、具體且固定的觀念內容而提心吊膽。

2. 精神運動性不安，例如坐立不安、來回走動、奔跑喊叫，也可能表現出不自主的震顫或發抖。

3. 伴有身體不適感的自律神經系統紊亂，比如出汗、口乾、胸悶氣短、呼吸困難、心悸、噁心嘔吐、尿頻尿急、頭暈、全身尤其是兩腿無力等。

另外如前所述，焦慮有一定的隱蔽性，外人往往無法察覺。

為什麼現在焦慮的人如此多？

從社會的角度來說，一是競爭激烈，生活壓力變大，比如經濟保障不完善、失業、食安、疾病問題；二是貧富差距擴大，社會階層逐漸固化，自我理想難以實現，內心的不平衡感逐漸加深。

從個人的角度來說，一是物質生活的提高，引起人們的欲望，卻又無法徹底滿足欲望，如此必然會產生焦慮；二是信仰的缺失，很多人沒有真正的信仰，把心靈寄託在物質上，這樣很容易產生空虛感，伴隨而來的就是焦慮。

無法集中注意力

我從事軟體開發工作。最近在工作中總是無法集中精力，還沒做完一件事就想去做別件事，到頭來什麼事都沒做好。而且我的記憶力正逐漸減退，短暫記憶也不好。腦袋一片混亂，卻對生活瑣事記得一清二楚。這到底是怎麼了？

我是一名高中生，在上課、寫作業的時候，根本無法集中注意力，經常會走神，就算不走神也感覺自己的思緒很亂，無法抓到重點。

失去生活的動力，什麼事都不想做，甚至有時連洗臉、吃飯和在社群軟體上發文，都沒有動力。晚上經常胡思亂想，根本睡不著覺。

我容易因為一點擔憂或不滿就特別焦慮。每當焦慮，什麼事都無法做，只能讓自己慢慢平復下來。在這個過程中，心裡會堵得慌。

我本身性格就很內向，還有點封閉，我該怎麼辦？

無法集中注意力、容易分心，這是焦慮產生的副作用。

其實，大部分不是焦慮導致注意力不集中，**而是對焦慮的恐懼導致了注意力不集中。**「焦慮本身並不可怕，可怕的是我們害怕它。」當感到焦慮、害怕，就會容易患得患失，分散注意力。

人的注意力有限，因此當一部分被用於焦慮，注意力自然會降低。

大腦是人最複雜的器官，裡面有著無數的神經迴路。任何想法，都有可能從腦海裡散發出來。而且，這往往是一個不由自主的過程。越是想克制，就越克制不住，反而會讓注意力全部集中在克制雜念上，忘記當下該要做的事。

實際上，要想克制雜念，關鍵是要學會調節和疏導自己的情緒，緩解焦慮。這樣才能更好的自己的想法，避免出現過多雜念。

造成失眠

焦慮通常會伴隨失眠。人經常會放大擔心、緊張、害怕等情緒，而放大器就是聯想。越想越焦慮，而焦慮又會使得聯想更豐富，形成一個惡性循環，導致難以入眠。

失眠是大腦長期累積焦慮造成的。**長時間暴露在焦慮下，大腦會分泌「兒茶酚胺」（Catecholamine）的激素，導致大腦更容易緊張和不安。**在這個情況下，同樣一件事，其他人還沒感覺到焦慮時，這些人就已經焦慮不已。比如因為害怕再次犯錯，每晚都在想這件事。這就會加劇「兒茶酚胺」的分泌，進而導致失眠。

聯想作為失眠的主要驅動力，可分為內部和外部的兩類。針對內部感受的聯想，主要是**對不能入睡的過度關注**，而後即發生惡性循環：越想努力入睡，反而變得越緊張，更不能入睡。這時需要轉移注意力，才容易入睡。

而外部因素引起的失眠，常發生於**由睡眠相關行為或狀態所致失眠的持久聯想**，比如患者躺在經常度過不眠之夜的臥室裡，即可引起條件反射——在這裡睡不著。有了這種先入為主的想法，想要入睡就非常困難。如果能換一個睡眠環境，也許情況會好很多。

失眠造成的危害很多，特別是長期失眠會使人快速衰老，身體問題也會接踵而至。

影響脾氣

脾氣不穩定可能與焦慮症有關。**焦慮症使腦內的血清素分泌下降，而血清素掌管著自控力與食欲**。如果有嚴重的焦慮症，不只胃口會變差，同時還會產生暴力傾向。

我焦慮易怒，脾氣越來越暴躁，一生氣就有砸東西或者打人的衝動。明知道這樣很不好，常常告誡自己要控制，但就是控制不了。我時常感到惶恐、害怕。我嚮往熱鬧但怕吵鬧，喜歡獨自關在房間但又感覺孤獨，對未來有嚮往但又感覺心累並無助。

這是一位焦慮症患者的自述。由於焦慮而產生的壞脾氣讓他吃盡了苦頭，只能通過哭泣來緩解這種煎熬。脾氣大、動不動就發怒，對任何人來說都不是好事。

脾氣不穩定對身體的影響

・大腦

大腦過度興奮會使血壓升高、頭痛、眩暈，嚴重時會使腦血管破裂發生腦溢血，或由於腦血管收縮、管腔狹窄、血液黏稠形成腦梗塞等。

・肝臟

肝解毒功能下降，肝膽代謝失常，易發生肝膽管結石、膽囊炎、糖脂肪代謝紊亂，誘發肝炎、肝硬化。

・心臟

冠狀動脈收縮，心跳加快，心肌缺血、缺氧，出現心絞痛、心肌梗塞、心律失調、心臟衰竭，嚴重時導致猝死。

・胃

胃腸痙攣收縮，胃酸分泌增多，導致胃黏膜缺血、糜爛，出現胃灼燒、胃痛、胃食道逆流，發生胃潰瘍、胃穿孔、胃出血。

・皮膚

面紅耳赤，血液中的毒素增多，不少人會出現皮膚過敏、蕁麻疹、瘙癢、皮膚色素沉澱、脫髮、毛囊炎等問題。

・免疫系統

阻礙免疫細胞正常運作，使免疫功能下降、抵抗力減弱，易感冒，白血球下降，常發病並過早衰老。

脾氣不穩定對人際關係的影響

每個人都有心情不好的時候，此時如果對身邊的人發脾氣，雖然得到了宣洩，但是他人卻會因此受到傷害。

・職場人際關係

在工作中，遇到一些讓自己看不順眼的事情或者吃了小虧，就不服氣地叫嚷出來，不顧場合地發洩自己的鬱悶情緒，這樣會讓同事感覺莫名其妙，讓上司反感，就算自己以後再努力，估計也很難獲得升遷。

・交友

大家都不喜歡壞脾氣的朋友，而是喜歡性情溫和、有耐心、隨和的人。所以，脾氣大的人的朋友通常很少。

・家庭關係

親人很關心、在乎我們，但如果我們隨心所欲亂發脾氣，出口傷人，只會讓親人沉浸在痛苦的陰影中。所以我們必須努力緩解焦慮，控制好脾氣，調節好心態。

引發疾病

二〇〇九年下半，我剛剛畢業面臨很多的事情，找工作、考雅思，女朋友也一直在給我壓力。那段時間，我經常感到頭痛。整個人的狀態非常不好。

二〇一〇年的一天晚上，我在沒有做任何準備的情況下，沿著山間小道一口氣從山底跑到山頂。到了山頂之後，感覺自己的心臟瘋狂跳動著，隨之而來的是四肢和嘴唇的顫抖，然後漸漸麻木。這種麻木擴展到了全身，最嚴重甚至到不能說話，因為我根本感覺不到自己的舌頭，全身都失去了知覺，都在抽搐。所幸，我運氣好，好心的路人將我送進了醫院。在醫院做了全面的檢查，結果沒發現任何問題。

那天之後，開始我無法正常入睡，一晚上醒來無數次，只能望著昏暗的天花板發呆。那種漫漫長夜的難熬程度無法言喻。白天，我害怕再出現那天的瀕死狀態，所以我開始非常關注自己的心臟跳動，一點點異常都會讓我緊張萬分。這是個惡性循環，我感覺自己每天都好像生活在一種瀕死的狀態裡。那時，我很想知道自己的病因到底是什麼，就不停地上網查找。通過搜索，查看所有與自己症狀相關的資訊，之後開始嘗試看中醫、吃中藥。但症狀並沒有好轉，反而逐漸影響到日常生活，我不能獨自待在家裡、不能出遠門、睡不著覺、食不下嚥，各種不適襲來，本來六十五公斤的體重迅速降到了五十公斤……

這是一位朋友的親身經歷。雖然最後通過艱苦的努力治好了焦慮症，但發病時對身體的巨大傷害仍然讓他心有餘悸。

焦慮症是一種具有持久性、恐懼、緊張情緒和自律神經系統障礙的腦機能失調，常伴有運動性不安和軀體不適感，嚴重時會造成自律神經系統紊亂。

焦慮症導致的疾病很多，主要有以下這些：

- 慢性咽喉炎、口腔潰瘍
- 大腸激躁症、潰瘍性結腸炎、慢性胃炎

・神經性頭痛、頭暈、頭昏、失眠、多夢
・多汗、虛汗、盜汗、怕冷、怕風
・心臟神經官能症、胃神經官能症
・頸部僵硬、關節遊走性疼痛、幻肢痛
・記憶差、反應遲鈍、神經衰弱
・早洩、易感冒、免疫力低下

不僅如此，焦慮還會增加死亡率。有些人是因為焦慮而得了絕症死亡；而有些人則是忍受不了焦慮帶來的痛苦，最後選擇輕生。

焦慮的危害可見一斑。當然，焦慮產生的原因比較複雜，工作壓力是一個方面，另一個方面也在於個人心理素質、性格特點以及生活習慣的影響。

注意！這幾種人最容易焦慮

前面講述了焦慮會帶來的危害，接著來探討哪些人或者行為容易產生焦慮。

性格方面

・追求完美

這類人對自我要求很高，做事情都會做到完美。他們往往會把全部精力投入到所做的事情上去。這本來應該是件好事，但從另一個角度來說，他們有很強的占有欲和控制欲。臨床上常稱這些人有強迫傾向。過分追求完美的人在事情未完成時會產生相當強烈的焦慮感，覺得渾身不對勁。如果碰到什麼事沒法馬上做完，他們會非常緊張。與別人一起做事時，如果別人沒有按照他的標準來做，他也會覺得很不舒服。這種人往往更容易焦慮。

・性格不穩定

這類人的主要特點是急躁、多慮、多思、敏感。例如，有的人性格很暴躁，這種暴躁的行為表現是焦慮的發洩途徑；性格內向的發洩途徑則是生悶氣、不高興。

看上去很平靜，卻極易嫉妒別人，喜歡搬弄是非，容易因別人的成功而產生痛苦和不愉快，這也是一種焦慮的發洩途徑；善良的人不會因外界的各種因素而生氣，但卻多愁善感，做事情總為別人考慮，從而忘記了自己的生活追求，他們生活在自相矛盾之中，這也是一種焦慮的發洩途徑。

・自卑

這類人非常缺乏安全感，總覺得自己處處不如人，認為自己的容貌、身材、口條、學業成績、體能狀況都不好。由於這種不好的自我認知根深蒂固，每當與別人相處，就會不由自主湧現這種想法，使其無法放鬆地與別人交談或交往。過度自卑往往易發展為社交焦慮障礙。

・過度關心自己

這類人通常以自我為中心，非常關心自己的健康狀況。當他們發現自己的身體有任何異常，就會感到非常緊張，甚至恐懼，而且會立刻採取各種醫療行為。即使一些輕微的不適，像是頭痛、頸酸、腹痛等，也會引起他們對嚴重疾病的強烈恐懼聯想，並有可能發展成嚴重的焦慮障礙。

行為的角度

・「工作狂」

一項新的研究表明，與具有較好的工作、生活平衡能力的人群相比，工作狂更容易發生精神健康障礙。

研究人員對一萬六千五百名平均年齡為三十七歲的工作者進行了調查，其中男性六千人，女性一萬零五百人。

研究結果顯示，三分之一的工作狂表現出過動症，非工作狂的過動症比例則為13％。工作狂中，26％的人表現出強迫症跡象；而那些能夠較好地平衡生活與工作的人中，則只有9％的人表現出強迫症跡象。

此外，工作狂的焦慮症風險明顯偏高，達到34％，而那些能夠較好地平衡生活與工作的人則為12％，前者的患病機率是後者的近三倍。研究人員發現，以憂鬱症風險而言，工作狂的機率為9％，正常工作者的機率為3％，前者也是後者的三倍。

・久坐

除了因工作關係久坐，還有看電視、打電玩等行為。曾經有一項研究發現，「坐得太久」這種低能量消耗的活動與焦慮風險增加具有相關性。

這個項目共有九項研究議題。在研究過程中，研究人員特別關注了久坐行為與焦慮之間的關係。最終發現，九項研究結果中，有五項研究證明，久坐行為的增加與焦慮發生風險增加存在相關性；有四項研究發現，久坐時間與焦慮發生風險增加存在相關性。

這項研究表明，久坐與焦慮存在關聯性，而這種關聯性可能與睡眠障礙、身體狀態較差有很大的關係，因此，減少久坐時間對降低焦慮產生有一定的幫助。

生理的角度

・更年期

更年期人群是焦慮症的高發人群，而且女性的病症比男性更明顯。睡眠不好、心煩、盜汗、月經失調等更年期症狀，都容易引發焦慮。因更年期病人可能還伴有心腦血管疾病、糖尿病等病症，焦慮就表現得更為顯著。

・產婦

由於體內激素發生變化，產婦容易出現焦慮症。這種病症的典型特點是情緒急躁、脾氣大、憂鬱，情況嚴重者甚至會出現一些極端行為。

・經期女性

女性初來月經期間，容易出現青春期焦慮症；月經前期也容易出現焦慮症，主要病症特點表現為易急躁或者冷漠、恐懼。

測一測你是否焦慮

對於自己是否焦慮，焦慮到什麼程度，可以利用焦慮自評量表（SAS）來評估測量。焦慮自評量表是美國心理學家 William W.K.Zung 所製作，有較高的科學性和準確性。

這一量表包含二十個項目，分為四級評分，請仔細閱讀以下內容，根據自己最近一星期的情況如實回答。

填表說明：所有題目均共用答案，請在A、B、C、D上畫「√」，每題只能選一個答案。

姓名：
性別：□男　□女　□其他
自評題目：
答案：A：沒有或很少時間；B：少部分時間；C：相當多時間；D：絕大部分或全部時間。

1. 我覺得平時容易緊張或著急。	A　B　C　D
2. 我會無緣無故地感到害怕。	A　B　C　D
3. 我容易心裡煩亂或感到驚恐。	A　B　C　D
4. 我覺得我可能會發瘋。	A　B　C　D
5. 我覺得一切都很好。*	A　B　C　D
6. 我手腳發抖打戰。	A　B　C　D
7. 我因為頭疼、頸痛和背痛而苦惱。	A　B　C　D
8. 我覺得容易衰弱和疲乏。	A　B　C　D
9. 我覺得心平氣和，並且容易安靜地坐著。*	A　B　C　D
10. 我覺得心跳得很快。	A　B　C　D
11. 我因為一陣陣頭暈而苦惱。	A　B　C　D
12. 我會暈倒或覺得要暈倒似的。	A　B　C　D
13. 我吸氣呼氣都感到很容易。*	A　B　C　D
14. 我的手腳會麻木和刺痛。	A　B　C　D
15. 我因為胃痛和消化不良而苦惱。	A　B　C　D
16. 我經常要小便。	A　B　C　D
17. 我的手腳常常是乾燥溫暖的。*	A　B　C　D
18. 我會臉紅發熱。	A　B　C　D
19. 我容易入睡並且一夜睡得很好。*	A　B　C　D
20. 我會做噩夢。	A　B　C　D

評分標準：
正向計分題，A、B、C、D按1、2、3、4分計；反向計分題，也就是標注*的題目題號，A、B、C、D 按4、3、2、1計分。總分乘以1.25，取整數，即得標準分。

如果測試所得標準分低於50分，為正常，沒有患有焦慮症；得分為50～60分，患有輕度焦慮；得分為61～70分，患有中度焦慮；得分70分以上，患有重度焦慮。
完成上述心理測試後，對自己的心理狀況應有一個大致的瞭解。這可以很好地幫助我們遠離心理障礙疾病的困擾，積極做好防治焦慮症，更好地保護自己的心理健康。

Chapter 2

為重獲安寧，要看清焦慮

焦慮產生的深層原因是什麼？運行機制又是什麼？焦慮為什麼會持續發作？弄清楚這些對緩解、走出焦慮至關重要。因為當一樣東西不再神祕，人們往往會有更大的勇氣和把握戰勝它。

焦慮是心理防禦機制

多數人認為，焦慮是一種非常糟糕的情緒。其實，焦慮並沒有大家想像中那麼不堪。**焦慮是人體的一種防禦機制**。比如，我們預感到某種危險正在逼近，這時人的潛意識就會發揮作用，做出提醒、警告。但是，由於預感到的危險模糊隱約、充滿不確定性，於是我們就會不自覺地產生焦慮的情緒。

人體的生理反應是一種本能，不需要意識的參與。當然，意識也控制不了這種本能，就好像天熱了會通過出汗來散熱，寒冷時身體會通過顫抖來產生熱能一樣。但是，生理反應往往不能滿足我們的一切需要，當人體的自主系統所不能滿足的需要被意識到，就會成為人們的欲望和各種行為動機。這時，我們就會知道熱了要開空調或者沖個冷水澡，冷了要穿厚衣服或者使用暖氣。但是，如果這種有意識的行為還不能達到滿足需要的目的，焦慮便會產生。

可以說，生理和心理的失衡是所有不愉快情緒產生的根源。每個人都討厭不愉快的情緒，會以各種方式去修復它。有的人是克服障礙，改善自身能力和條件；有的人則選擇降低欲望或採取合理化解釋，來給自己一個臺階下。如果無法做到這些，就難以恢復心理的平衡和寧靜。當消極情緒包括焦慮等積累和強化到了一定程度，就會產生嚴重的心理疾病，甚至導致自殺。

焦慮是一種常見的情緒狀態，是一種內心緊張不安、預感到似乎要發生某種不利情況而又難以應付的不愉快情緒。通常來說，在心理學中，人們會把有明確物件的不安、擔心和憂慮稱為恐懼，而把沒有明確物件的恐懼稱為焦慮。也就是說，焦慮是根本找不到目標的恐懼，它表面上比恐懼的程度要輕，但正因為它沒有清晰的物件，沒有明確的方向，才會使人更加惶恐、無措。事實上，焦慮感給人們帶來的心理困擾毫不亞於恐懼感。

雖然沒有人願意受到焦慮的折磨，但我們仍必須正視，不能忽視它的作用。焦慮並不僅是帶來危害，它也時刻提醒我們要隨機應變，隨時防禦所面臨的危機。

適度與過度焦慮

焦慮可劃分為適度焦慮和過度焦慮。**適度焦慮**是危險來臨之前的警笛，它能夠讓我們時刻保持警惕，並主動尋找解決方法。從這個角度來說，焦慮是「**護盾**」「**良藥**」，焦慮發作是為了守護我們的心靈，殫精竭慮地為我們排查一切有可能存在的危險，雖然令人感到不愉快，但不妨回想一下曾經讓自己煩躁不安的經歷，會發現，那些痛苦和不安只是敲響了危險的警鐘，就像汽車上閃動著「汽油不足」的警示燈一樣，能夠提醒我們做好準備。如果忽視這個提醒，繼續向前行駛，最後就會油盡車停，讓我們處在前不著村後不著店的尷尬境地。

此外，適度焦慮不僅能促使我們未雨綢繆，也可增加我們抵抗不良刺激的能力。在略微感到焦慮的情況下，大腦會保持高速運作，並成為一種動力，刺激、督促我們努力做出改變。

但是，如果我們放任適度的焦慮情緒，它就會像脫韁的野馬般失去控制，這時就會出現過度焦慮。過度焦慮大多源於太過敏感，即使不幸的事情離自己很遠，也會感到煩躁不安。

其實，焦慮符合許多行為動機的共同特徵：當動機適量存在，工作效率和進度會隨著動機程度的增加而增加。一旦超過頂峰狀態，過強的行為動機反而會阻礙工作進展。焦慮也是如此，適度的焦慮能使人發揮潛力，過度的焦慮卻又會使人衰頹喪志。

那麼，如何判斷焦慮是否過度呢？指標有三個：焦慮的範圍、作用和強度。

焦慮的範圍

我們應該正確判斷自己所面臨的焦慮，觀察是否合理，或是已經超出了威脅所涉及的範圍。有些事情與我們無關，卻讓我們感到憂心忡忡；還有些則是曾經發生過的不幸，而我們則為「打翻的牛奶」一直在哭泣。這些都是不必要的過度焦慮。例如同部門的同事因工作出錯被解雇，結果害怕自己也會被炒魷魚；剛畢業的大學生擔心隔天面試到整晚睡不著等等。

這些都屬於過度焦慮。其實，對於那些與我們無關、已經過去、無法掌控的事，根本不用管那麼多，只要做好當下的事情就好。

焦慮的作用

剛開始時，焦慮可以提醒我們為臨近的危險做好準備並採取行動，以此改變事態的發展。但如果焦慮不受我們控制，它的作用就改變了，會麻痹我們的神經，讓我們變得消沉，做出不理智的選擇。這些從本質上改變了焦慮的積極作用，都屬於過度焦慮。

焦慮的強度

我們可以用遊樂園給人的感受來比喻焦慮的強度。遊樂園為什麼吸引人？因為它是在可以控制的情況下，給人少量焦慮的刺激，使人享受到焦慮消逝時的歡暢。比如乘坐海盜船、雲霄飛車時，能夠在「最危險」的狀態下，體會到一種恐懼感，而這恰好能夠刺激神經，讓人興奮。情節緊張刺激的小說、冒險電影之所以受到歡迎，原因也在於此。讀者或觀眾自知短暫的焦慮無切身之害，所以可以盡情享受焦慮的刺激，體驗興奮和快樂。相反地，如果遊樂場的遊戲真的有生命危險，就不會有人去玩了。因為這已經屬於過度焦慮的範疇。

適度的焦慮可以使頭腦更加清醒，甚至能帶來一絲刺激。但如果焦慮過度，就會帶來心理疾病，使人們惶惶不可終日，對自己、生活失去信心。久了之後會產生一種惡性循環——過度焦慮使生活無法按著正常的軌跡運行，而生活中的不順又會給人們帶來更多焦慮，讓人陷入更加惶恐不安的境地。

焦慮是與生俱來

我們必須坦然面對焦慮，這一點非常重要。美國著名心理學家羅伯特・L・萊希（Robert L. Leahy）博士指出，要認識焦慮，首先必須明白，**它是我們與生俱來的一部分**。從原始社會開始，我們的祖先就生活在充滿各種威脅的世界中，猛獸的襲擊、自然災害、饑荒、有毒植物、敵對部落等。在應對這些危險的過程中，人類的心理得以逐步進化，逐漸擁有了某些躲避危險的能力，而恐懼就是這些能力之一。恐懼情緒的產生，其實就是一種自我保護的反射，告訴人們危險就要來了，趕快採取措施——逃跑躲避或者積極應對。這些恐懼是對環境的適應——它們真的是從原始時代遺傳下來的生存本能。

總而言之，我們是在按照一套早已刻入基因裡的「規則」運行。進化將這些規則深深嵌入我們的身體裡，保護我們遠離危險。它們就如同安裝在我們大腦中的程式——這套程式已經運行了幾百萬年。每一種直覺都告訴我們：遵循它，能讓我們安全。

但需要注意的是：我們不是生活在原始社會，那些從遠古時代遺傳下來的恐懼已不再適用。現在我們所面臨的挑戰已與遠古時代的祖先們大相徑庭——儘管我們大腦的運轉方式似乎沒有太大的改變。

對現在的我們而言，也許反其道而行才正確。不被焦慮掌控的方法就是挑戰這些「規則」——有效地重寫規則。我們需要去審視，這些「規則」是否基於非理性的信念。如果不加思考，非理性信念就會對我們的思想和行為產生隱蔽卻異常強大的影響。

我們必須明白，只要勇敢地向這些信念發起挑戰，就能修正焦慮規則，即使這些規則已經牢牢根植於我們大腦深處。為什麼我們能夠確定自己可以做到這一點？因為自然在賦予我們某些本能的同時，還賜予了我們另外一種能力——理性，以此來修正我們那些基於經驗的直覺。這是治療焦慮的關鍵所在。

面臨焦慮和恐懼時，只是告訴自己要保持理性是沒有用的。相信許多人都有這樣的經驗。即便知道某種恐懼是非理性的，擔心是不必要的，但恐懼感和擔心並不會因此而消除，因為在規則面前，人的思維和情緒控制往往很脆弱。所以，我們必須在理性的指導，下反復體驗來重新修訂規則。當我們一次又一次經歷某種看似危險的情形卻沒有遭受有害的後果，大腦就會變得更理性且不那麼害怕，焦慮的規則就會在潛移默化中得到修正。

這是一種學習的過程，會貫穿人的一生。我們只需要建立一個程式，在這個程式裡，我們會定期體驗到某種恐懼，但知道自己是安全的，隨著時間的推移，我們的恐懼感會慢慢降低。其實，我們後面所講述的很多治療焦慮的方法，都是基於這一理念。

焦慮的核心：威脅與關切

焦慮有兩個非常重要的構成因素：威脅與關切。

焦慮源於我們意識到威脅的存在，這個威脅可能是致命的，但大多時候是非致命的，例如失業、患病、關係破裂等。它是我們對於未來一種模糊不清的恐懼感，總是在向我們傳遞危險的資訊。其實，這就是心理的防禦機制在起作用。

關切是構成焦慮的另一個要素。沒有關切，就不會焦慮。關切是指對人或事的在意。如果這一工作毫無意義，我們還有其他好的備選，對它的期望就不會那麼強，失去它也不會焦慮。再比如，另一半的身體狀況不好，我們會擔心是否得了某種疾病，為此而感到焦慮。但如果是其他不相關的人出現這種狀況，因為不在意，自然就不會引起關切。

焦慮並不直接產生於某個人或某件事。有些事讓我們倍感壓力，但對別人而言卻未必如此。焦慮只與自己的狀態相關，例如丟掉工作對一個人來說可能是毀滅性的打擊，但對另一個人而言，可能反倒是一種解脫。

如果沒玩股票，就不會在意股票漲跌；孩子還小，大學學費就不在考慮範圍。

仔細想想，所有在我們生活中引發焦慮的情境——股票的漲跌、孩子的學費——都只是因為我們對這些事情的結果非常關切。

為什麼理解這些如此重要？因為只有將焦慮追溯到那些讓我們關切和感受到威脅的事物上，我們才能學會有區別地對待生活中那些容易引發焦慮的事情和人際關係。其實，很多事情都可以引發焦慮：帶著血壓計的醫生、在廚房裡發現蟑螂、後視鏡中員警的身影、乳腺癌的報導等。這些事情有一個共性，就是它們都為我們生活的某些方面帶來了某些潛在的威脅。也就是說，某件事對我們來說是重要的（關切），同時我們感覺到了一種迫在眉睫的危險（威脅），此時焦慮就來了。但是，如果改變上述情景中的任一部分——關切或威脅，整個情況就會隨之大變。比如上面提到的那些事情，如果改變了情境中的某些方面，我們就會發現情況完全不同了。

醫生說，以我的年齡，這個血壓已經很不錯了，不必擔心。

老公讓我回臥室，由他來對付蟑螂。

當車靠邊停好後，我們發現巡邏警車緊盯的是其他車輛。

乳腺癌的治癒率很高，而且檢測結果遠好於此前的預期。

通過這些事例我們會發現，隨著威脅得到消除或減弱，焦慮也會隨之降低。

理解了威脅和關切對於焦慮的影響，那些慣常導致焦慮的思考模式就會逐漸發生改變，我們也有了更多戰勝焦慮的底氣。所以我們完全沒有必要害怕焦慮，果斷採取正確的干預方法即可。只要我們改變威脅和關切其中之一，就能改善焦慮的情況，讓焦慮最終煙消雲散。

焦慮的運行規則

焦慮心理是如何運行的呢？運行規則又是什麼？這對我們緩解焦慮，最終走出焦慮具有重要的意義。人們通常對未知的事物抱有恐懼心理，但是只要知道這個事物是什麼，具有什麼樣的特性，恐懼感就會減小，焦慮也是一樣。

一般來說，焦慮心理運行的規則有四條。

迅速檢測危險

人們預感到危險的第一反應是儘快檢測危險，以便消除或躲避它。例如害怕蛇的人會更容易發現蛇；害怕被別人拒絕，就很容易注意到別人在皺眉頭，將模棱兩可的面部表情想成是存有敵意；害怕疾病，就會特別關注有關疾病的話題。當我們嚴重焦慮，就會持續對整個世界保持警惕，永遠生活在預警的邊緣。

放大危險

這是聯想在發揮作用。人們會通過聯想，放大預感到的危險。像是在開會過程中，如果有人對自己的意見提出不同看法，我們會認為對方是故意的，從而想到在日常工作中要提防對方；如果皮膚上出現了一個黑點，會想到可能是疾病的徵兆；電梯爬升緩慢或是故障了，就會擔心自己被困在裡面。對患有焦慮症的人來說，沒有什麼事是小事，任何異常都會在他們腦海裡發酵，變成巨大的危險。

試圖控制局面

預感到危險或者對自己不利的情況，人們往往會採取一些措施，試圖去控制將要發生的事。認為自己的手接觸過細菌而跑去洗手；認為小偷會從窗戶爬進來，因此反復檢查門窗是否關好。

急速規避危險

預感到危險後，人們除了試圖控制，還有另外一種選擇：急速避開存在威脅的場景。害怕考試，就會找各種藉口請假；害怕在聚會上碰到某個人，就會乾脆不去——或是如果已經在聚會上撞見了，就會馬上選擇離開。

焦慮心理運行的這四條規則是人的本能。只要產生焦慮，人們的思維和情緒就會不自覺地沿著這些規則運行。如果能認識並熟悉這些規則，就能掌握戰勝焦慮的主動權。

產生焦慮的八大誘因

焦慮症的發生，給人們正常的生活和工作帶來了很大的影響。因此，我們要弄明白誘發焦慮的各種因素，做好預防焦慮症的工作，防止焦慮症的發生。

・不安全感

安全感是決定心理健康的最重要因素。在馬斯洛的需求層次理論中，人的第一層次需求是生理需求，第二層次就是安全感。馬斯洛認為，人的整個有機體就是一個追求安全的機制，人的感受器官、效應器官、智慧和其他能量主要是尋求安全的工具，甚至可以把科學和人生觀都看成是滿足安全需要的一部分。可以說，安全感是自我實現的重要基礎。如果感覺不到安全，焦慮就會出現。

心理學家艾瑞克森（Erik Erikson）在其著名的「人格發展的八個階段」理論中指出，通過學會信任從而取得安全感是個體在生命頭兩年中最重要的發展任務。此外，根據研究發現，安全感對於人類來說如此重要在於，和已得知壞消息相比，模糊未知的狀態更讓人煎熬。

安全感和人的感知密切相關，而非真實處境。如果認為自己的工作、婚姻、生活中出現了不確定性、威脅性，人們就會感到焦慮；相反的，如果處在一個非常危險的境地而不自知，人們也不會感到不安全或產生焦慮。

・無能為力感

無能為力意味著失控，任由事態惡化。失控是對人們情緒的巨大考驗，很容易誘發人的焦慮。

曾經有這樣一個心理學實驗，研究者將參加實驗的人分為兩組，並告訴第一組的人，當他們待在這個房間工作，隔壁會傳出對人體極為有害的巨大雜訊，如果覺得難以承受，只要按一下牆上的按鈕，雜訊就能隨時停止（實際上按鈕只是安慰劑，沒有任何作用）；第二組與第一組的實驗條件完全相同，唯一不同的是沒有提到按鈕。

實驗的結果是：第一組的人完全正常地工作，沒遇到任何問題，他們不僅沒按過一次按鈕，而且工作效率也與平時沒有多大差別。第二組的人則出現了很多狀況，諸如工作失誤、抱怨頭痛、腸胃不適等，有些人甚至堅持不下去，直接請假離開。

研究者通過分析得出結論：懷著「我對所處環境是有控制力的」這一信念，能讓人們更樂於忍耐，幸福感更強；而無能為力的感覺則會引發人的焦慮感。

・變化感

很多人面對變化會產生不安和恐懼，不願意做出相應的改變。但現實情況卻要求人們必須做出改變，否則會發生糟糕的事情或者被淘汰。這種「不願」和「必須」的矛盾就會讓人產生焦慮。

變化意味著和現在不一樣，有可能產生未知的風險，而且還需要付出努力。面對變化，大多數人會感到迷茫，不知所措，覺得適應很困難，只有少數人才會對變化充滿期待，對他們而言，變化意味著機會。所以，這個世界上成功的人少，普通人居多。

適應變化，對已有的心理和行為模式、習慣做出改變，總是會讓人感到不舒服和痛苦，進而焦慮不已。曾經有專家設計了一份量表——社會再適應評價，以測試人們對變化的反應。其結果顯示：太多的變化會擊垮一個人，讓他們的生理和心理瀕臨崩潰。

・追求完美感

追求完美是人的天性，是一種普遍的心理特點。但是，如果苛求完美，就會形成以下的情景：如果一件事情沒有做到令自己滿意的地步，會吃不好睡不著，總覺得心裡有疙瘩，很不舒服。要知道，很多事情是無法達到完美的。在這種情況下追求完美、和自己較勁，只會讓自己感到後悔、自責，從而更糾結痛苦，長此以往，必然出現心理問題，產生嚴重的焦慮。

・角色衝突感

每個人在社會中不可能只擔任一種角色。當一個人擔任的多種角色之間發生衝突，就會導致焦慮、緊張、苦惱、效率下降等問題。這種衝突一方面是因為角色緊張所引起，另一方面是因為不同的角色規範相互矛盾所引起。例如：當一個員警接到命令要逮捕自己的好朋友，他就處於角色衝突之中。作為員警，他必須執行命令；但作為朋友，他要維護彌足珍貴的友情。這種兩難的困境，就會讓這位員警產生焦慮。

確實，只要處於角色衝突的情境中，個體必然會感到焦慮。其實，焦慮意味著要改變，只要有了解決的辦法，平靜就能取代混亂。

・疑懼感

疑懼感是由於疑神疑鬼、胡亂猜疑而產生的恐懼感。這是焦慮發生的重要誘因之一。疑懼感往往會放大所感知到的威脅，即使這種威脅並不真正存在。只要在心中產生了疑慮，就無法排除這種想法，總會不由自主地去想像威脅產生的嚴重後果，從而給精神和心理造成巨大壓力，形成焦慮。

・未完成感

在潛意識中，總感覺有什麼事情沒有完成，從而嚴重影響現在正在做的事，這就是由「未完成感」引發的焦慮。心理治療師弗烈茲・皮爾斯（Fritz Perls）開創性地指出，人們需要完成他們的「未完成事件」以獲取心靈的寧靜。換句話說，除非將生命中最重要的事圓滿完成，否則人們的心中將永無寧日。

確實，不管是誰，如果將床鋪整理一半、草坪剪到90％、文章就差個結尾、畫作還有最後一部分欲因為某種原因而不得不放棄，心裡總會不舒服、不甘心，於是就會時常產生完成那件事的衝動。人們常說的「死不瞑目」，還有未竟的心願，其實就是「未完成感」的體現。

・崩潰感

幾乎所有遇到心理健康問題的人都有一個共性：認為自己目前的生活處在崩潰邊緣。時常唉嘆「我快要崩潰了」。他們已經不堪重負，無論是面臨的境遇、人際關係，還是所處其中的衝突都讓他們到了忍耐的極限，隨時都會被壓垮。

崩潰感是嚴重焦慮症發作時的感受。患者隨時擔心自己會「瘋掉」。

以上是引起焦慮最常見的八種誘因，對瞭解焦慮，最終走出焦慮有非常大的參考和利用價值。

Chapter 3

心理學家對焦慮的經典闡述

在心理學史上，焦慮是重要課題之一。從佛洛依德到馬斯洛，從阿德勒到羅洛・梅，這些心理學大師對焦慮進行了深刻而細緻的探究，從而給出了自己的解釋和應對方法。

齊克果：存在即是焦慮

索倫・奧貝・齊克果（Soren Aabye Kierkegaard）是丹麥哲學家、神學家、存在主義哲學的先驅。

一八一三年，齊克果出生於哥本哈根一個篤信基督教的富裕商人家庭。他的父親在前任妻子彌留之際與家中女僕私通生下了他，此後他的父親一直深感罪孽深重。父親去世後，他們一家人由於擔心受到上帝的懲罰而整日生活在焦慮、憂鬱的氛圍中。這場來自家庭的情緒瘟疫也影響了齊克果的一生，他終身隱居，憂鬱孤獨。然而，這也促使他擁有了更多思考的機會。

「焦慮」這個概念最早出現在齊克果的

《恐懼和戰慄》（*Fear and Trembling*）一書中。他認為，焦慮是人在進行自由選擇時，必然存在的一種心理體驗。他說：「人在生命的旅途中處處面臨選擇，就像走一條新路一樣，我們無法預見路的彼端究竟隱藏著何種危險，因而必然產生焦慮的體驗。」齊克果認為，人最大的焦慮在於「個人存在的徹底泯滅」。

關於焦慮產生的原因，齊克果認為，它和人的自我意識形成和發展有關：

「兒童的自我意識尚未形成，因此對兒童來說只有害怕而無焦慮，一旦自我意識形成，兒童就會有獨立的傾向以及選擇自己生活道路的意願，焦慮也就隨之出現」。

在人的自我存在上，齊克果有自己的見解。他說：「人的自我並不是意識和思維，而是內在性和激情，自我實際上是人的心理體驗，是心境、情緒、情感和意志。當個人處於心理體驗這種意識中時，最直接、最生動、最深切體驗到的是痛苦、熱情、需要、情欲、模棱兩可、曖昧不清、荒謬、動搖等的存在。」

他指出，人是介於無限、永恆、自由和有限、暫時、受限，人性和神性之間未完成的東西，人是不確定的，處在不斷抉擇和生成過程中。人的存在是建立在矛盾之上，存在於人內在的兩極是不可調和的。他認為，調和是一種幻象，處於調和狀態之中就意味著終結，而存在則意味著生成。

在此基礎之上，他把人的存在劃分為三個階段：美感階段、倫理階段、宗教階段。

處於美感階段的人像莫札特歌劇和拜倫長詩中的主人公唐璜一樣，沉湎於欲望的滿足，一旦眼前的欲望得到滿足，就會尋找下一個目標。可是在享受了塵世生活的喧囂和騷動之後，很快就會被孤獨、憂鬱的情緒所包圍。

齊克果說：「唯美生活的結局就是滿懷著孤獨和痛苦死去。這種生活是精神的失落，是無限的空虛。處在唯美生活中的個人只能是焦慮而絕望的。」而絕望是一種致命的精神疾病，因為它會使人陷入虛無和沉淪。

處於倫理階段的人，知道這世界處處設限，充滿著不可能，所以他們只能放棄，結果陷入另一種絕望之中。

由於在世俗社會中找不到精神的歸屬，人變成了「信仰的騎士」，背離人類和社會，開始踏上對內心信仰的朝聖之路，這就是宗教階段。這時，人在理性上非常明白事情的不可能性，但正是這樣，只有信仰宗教，人才能重獲希望。

其實，齊克果的理論傳達了一種觀點：所有人的日常生活，如果沒有宗教信仰的支撐讓精神昇華，其本質都是焦慮和絕望的。也就是說，所有人的自我從本質上來說是焦慮的，而解決這個問題的方法只有一個，就是昇華精神。昇華之路首先是追求道德理想（倫理階段），最終是皈依宗教（宗教階段）。

在齊克果之後，隨著心理學的不斷發展，各派林立，大家紛紛提出了各自對於焦慮的見解和觀點。

佛洛伊德：內外刺激威脅自我產生焦慮

西格蒙德·佛洛伊德（Sigmund Freud），是奧地利精神病醫師、心理學家、精神分析學派創始人。他很重視焦慮，並在深入研究後提出了自己的理論。

在早期研究中，他認為焦慮是由於性本能轉變而來的，當欲力（libido）能量*的釋放受到阻礙，個體就會表現出焦慮性神經症。由此可見，本我是焦慮的根源。

到了研究晚期，他發現到不同的衝動往往會產生同樣的焦慮，因此認為本能衝動並不能直接轉化為焦慮。焦慮是人格結構中的自我、本我和超我出現矛盾和衝突的結果。由於自我受到現實、本我和超我的壓制，所以產生了焦慮。也就是說，內外刺激威脅自我是焦慮產生的根本原因。

佛洛伊德把焦慮分為現實焦慮、神經質焦慮和道德焦慮。

---

*註：佛洛依德認為本能（instinct）是身體內部的興奮狀態，而將本能的欲念、本能動機的來源或力量稱為欲力（早年譯為力必多）。

現實焦慮（reality anxiety）

現實焦慮又稱為客觀焦慮，是指個人感知到客觀現實的實際危險和威脅而產生的焦慮。例如，我們發現自己正在被一個陌生人跟蹤，或者從一場交通事故中死裡逃生時，就會體驗到這種現實性的焦慮。這種焦慮多見於正常人，其危險或焦慮的原因來自外部世界，包括已發生的事（親人過世），或是將要發生的事（大考前夕）等。佛洛德認為，「**現實性焦慮就是有明確危險的焦慮**」。只要採取一些必要的行動措施，就可以從客觀上解決這種焦慮。

神經質焦慮（neurotic anxiety）

神經質焦慮又稱為多餘焦慮，是指對某種未知的危險所產生的過分焦慮。這種焦慮多見於神經症患者，是由於害怕本我會失去控制，而導致做出不當行為所引起的焦慮。例如一名神經衰弱患者，因對上司不滿或氣憤而產生說不出來的焦慮。這是由於潛意識中恐懼自己的憤怒失控、攻擊本能壓倒理智，從而做出冒犯性行為，以後會受到報復懲罰而產生的焦慮。

佛洛伊德把神經質焦慮分為焦慮性期待、恐懼症和驚恐反應。

焦慮性期待是沒有明確事物、一種模糊的長期焦慮。患有這種焦慮的人常以種種可能的災難為慮，將每一偶然之事或不定之事都解釋為不祥之兆。

恐懼症是指在接觸到特定外界事物或處境時具有強烈恐懼情緒的神經症，例如懼高、暈血等。

驚恐反應是指沒有明顯原因的突如其來的驚恐與不安的反應，像是胸悶、窒息感等，多數人有瀕死感、失控感和將要發瘋感。這種焦慮症和危險沒有明顯的關係。

道德焦慮（moral anxiety）

道德焦慮，即自超我（良心）所體驗到的羞恥感和罪疚感。也就是說，當思想和行為違背超我中內化的價值觀、自我理想和良心，就會產生自我懲罰的道德性焦慮。例如，若認為成功是件好事，失敗就會使人產生道德上的焦慮。

佛洛伊德認為，引起道德焦慮的原型是原始懼怕，即指對父母懲罰的懼怕。後來，隨著兒童的認同和超我的發展而逐漸內化為自身的驅力，成為根源性焦慮。這種焦慮已經成為內在的東西，缺乏明顯、直接的外界誘因。一個品格高尚的人常常比一個品格惡劣的人體驗到更多的焦慮。因為其有更堅強的超我，常常進行自我控制，很容易受到良心的譴責。

雖然佛洛伊德早期和晚期關於焦慮的論述充滿了矛盾和前後不一的地方，但在精神病學界和臨床心理學界，一般認為他對焦慮理論建構做出了最大的貢獻。

史匹柏格：狀態焦慮和特質焦慮

美國心理學家查理斯・史匹柏格（Charles D. Spielberger）對焦慮的研究有很大的貢獻。他完整地提出了焦慮的「狀態（情境）—特質」理論，將焦慮分為狀態（情境）焦慮（state anxiety）和特質焦慮（Trait anxiety）兩種形式。這一理論開闢了焦慮研究的新領域。

其實，最早提出焦慮這兩種形式的是美國心理學家瑞蒙・卡特爾（R. B. Cattell），而史匹柏格在其基礎上進行了發展和完善，最終提出了完整的理論。

所謂狀態焦慮是描述人處於某一情境時所產生為時較短、強度多變的心理狀態。例如上司讓你在工作會議上做個簡短的發言，此時你的心跳加快、喉嚨發乾、手心出汗，這種短暫的焦慮體驗就是狀態焦慮，情境過後就會恢復正常。

史匹柏格指出，喚醒狀態焦慮有一個過程，這個過程首先是由一個外部刺激或內部線索所發動，該刺激或線索就是身體感受到的一種威脅，如果存在著對威脅或危險的認知評價，狀態焦慮反應就會發展起來。

特質焦慮是一種人格障礙，指在焦慮傾向上所表現出來的相對持久的穩定個體差異。具有特質焦慮的人容易把本來沒有危險的事看成危險，總是怨天尤人、恐懼不安，容易陷入應激狀態。這種長期焦慮障礙會導致驚恐發作、恐懼症、強迫症以及憂鬱等其他心理疾病。

根據焦慮的「狀態（情境）—特質」理論，史匹柏格編制了「狀態（情境）-特質焦慮問卷（STAI）」。該問卷首版於一九七〇年問世，一九八〇年完成修訂。

STAI為自評量表，由四十項描述題組成，分為兩個分量表：狀態焦慮量表和特質焦慮量表。

狀態（情境）焦慮量表（簡稱S-AI）*，包括第一～二〇題。狀態焦慮描述一種通常為短暫性的不愉快情緒體驗，比如緊張、恐懼、憂慮和神經質，伴有植物神經系統的功能亢進。

特質焦慮量表（簡稱T-AI），包括第二一～四〇題。特質焦慮描述相對穩定的、作為一種人格特質且具有個體差異的焦慮傾向。

該量表可應用於評定內科、外科、身心疾病及精神病人的焦慮情緒，也可用於測試高中學生、軍人和其他職業人群的焦慮問題，還可用於評價心理治療、藥物治療的效果。由於簡單實用，信度和效度都高，被人們廣泛使用。

---

*註：可到此網站進行測驗：https://nccur.lib.nccu.edu.tw/bitstream/140.119/32515/11/52015211.pdf（出處：國立政治大學心理學系暨心理學研究所）

亞倫・貝克：情緒障礙的認知模型

亞倫・貝克（A.T.Beck）是美國著名的臨床心理學家，他的主要著作有《認知療法與情緒障礙》（*Cognitive Therapy and the Emotional Disorders*，一九七六年）、《憂鬱症：原因與治療》（*Depression: Causes and Treatment*，一九七二年）等。他根據對焦慮和憂鬱症的臨床觀察和前人對情緒的認知研究，在二十世紀六〇年代中期提出了情緒障礙的認知模型，在二十世紀七〇年代中期，進一步發展成一套認知治療技術，指在改變憂鬱症患者的認知，取得了明顯的成功。

情緒障礙的認知模型包含兩個層次：負性自動想法（淺層次）和功能失調性假設或圖式（深層次）。

負性自動想法常常是在患者所能察覺的情況下，成為其意識界的事件，但都是一些與不愉快的情緒體驗有關的內容，所以說它是負性、自動的，因為它的出現是沒有經過周密推理的產物，是突然地、自發地出現在腦中。雖然這些事從未發生，但卻非常影響心情，讓人感到痛苦和焦慮。

例如有一位患者因為曾在超市裡發生過一次心率過速。之後再去超市時就會認為心臟病要發作了，於是出現緊張、心慌、心悸。為了避免心臟病發作，患者從此不太去超市。

負性自動想法一般具有以下特徵：影響行為模式，造成失調功能、想法出現時不易察覺，難以擺脫、存在時間短，但力量大。

功能失調性假設是貝克關於情緒障礙認知模型中較為深層的部分。貝克認為，人們從童年期開始，通過生活經驗建立起來的認知結構或圖式，是一種比較穩定的心理特徵，形成了人們對自己和世界的假設，用於過濾、區分、評估和編碼資訊，指導知覺新資訊、回憶及借助圖式進行判斷與推理舊資訊，支配和評估行為。圖式形成之後相當穩固，不會輕易改變。這其實和人們常說的慣性思維是一樣的。圖式決定著人們的資訊選擇和對新資訊的理解。人們常常會根據圖式來指引加工新資訊，預測事件的發展，賦予客觀現實某種意義。在判斷和預測的時候，由於已有的認知結構或圖式的作用，人們往往會傾向於選擇與圖式一致的資訊，忽略無關、不一致的資訊。

但問題在於，人們通過圖式形成的某些假設是僵硬、極端、消極的，會讓人做出錯誤或者片面的判斷和評估。例如有一人抱持一種消極的自我認知圖式，認為自己不善於演講，那麼即使他在某次演講獲得群眾熱烈掌聲，也不相信自己成功了。因為圖式排斥與它不符的經驗。當人們消極的期望與積極的現實相矛盾，過去的經驗往往會獲勝。大腦常常被迫在過去的經驗與當前現實之間做出選擇，而選擇一般傾向於過去。這種衝突的直接結果是認知不協調，由於當前的真實經驗與人們舊的認知期望大相徑庭，因此常被拒絕承認。當人們的信念與實際情況發生衝突，人們會竭力去解釋這一矛盾使之協調，有時甚至否認現實的真實性，結果常常是以否定最近的經驗去證實以前的信念。假如有人把自我價值寄託在「取得成功」，或許這條信念會讓他在事業上獲得成就，但會造成對失敗的過度敏感，一旦受挫就容易產生消極反應。

例如，一位教師認為自己別無所長，但教學十分成功。認為一個人的價值取決於事業的成功，這種認知假設使他產生了許多積極行為，努力去改進教學方法，提高教學效果，但也使她擔心教學失敗。一日，學校高層和許多教師前來旁聽她的教學，因為口誤講錯了一句話，於是內心突然產生了「我失敗了，把唯一擅長的事給搞砸」的想法。一次偶然的失誤被當成為重大的失落，一連串的負性自動想法頻繁出現，如「我一無是處」「我是一個失敗的人」。隨之感到情緒低落、失眠、食欲不振，生活失去意欲，認為自己是「廢物」「累贅」，沒有活著的價值。儘管學校上司和其他教師對她的教學給予了一致好評，但她的情緒依然低落，焦慮不已，而且愈演愈烈，最後不得不到醫院進行治療。

一九八八年時，貝克編制了「貝克焦慮量表」。這是一套含有二十一個類目的焦慮自測問卷，能夠反映被試者焦慮狀況的嚴重程度，適用物件為具有焦慮症狀的成年人，可應用於心理門診、精神科門診或住院病人。

羅洛・梅：焦慮的根源

羅洛・梅（Rollo May）被稱為「美國存在心理學之父」，是人本主義心理學的傑出代表。人本主義的焦慮研究站在存在主義立場上，認為焦慮是人存在不可避免的，是由人的內在衝突引發的情緒反應。

在羅洛・梅對心理學的重要貢獻中，焦慮理論占有非常重要的地位。關於焦慮的論述主要集中在《焦慮的意義》（*The Meaning of Anxiety*）《人的自我》（*Man's Search for Himself*）《心理學與人類困境》（*Psychology and the Human Dilemma*）和《存在主義心理學》（*The Psychology of Existence*）這幾本著作中。

羅洛・梅認為，個體作為人的存在根本價值受到威脅，自身安全受到威脅，由此引起的擔憂便是焦慮。焦慮是「人對威脅他存在、價值的基本反應」，是一種不確定性和無依無靠的感覺。焦慮不但影響人生理系統的正常功能，還會打擊人的心理結構，甚至歪曲人的意識。

羅洛・梅把焦慮分為正常焦慮和神經性焦慮兩種。他認為，每個人都無法在成長中避免產生焦慮，這種無法避免、短期且物件明確的焦慮是正常焦慮。而行為與威脅不均衡，個體對客觀威脅做出不適當的反應就是神經性焦慮。神經性焦慮是正常焦慮的病態發展。他認為，正常焦慮和神經性焦慮的劃分依據並不在焦慮自身，而在於個人對焦慮所作出的反應。正常焦慮是人成長的一部分，當人意識到生老病死不可避免，就會產生焦慮，此時重要的是勇敢面對焦慮，更好地過當下的生活。所謂病態的焦慮是指個人消極地躲避焦慮，從而損害個人的存在。羅洛・梅也認為，最大的焦慮是對虛無的焦慮，但是這顯然不是什麼新知，幾乎每個存在主義者都會論述到對虛無的恐懼。

羅洛・梅最為重要的貢獻在於提出了焦慮的兩個根源。

價值觀的喪失和分裂

他在文章中寫道：「時代變換時，當舊的價值觀是空洞的、傳統習俗再也行不通，個體就會感到特別難以在世界上發現自己。」他認為，現代人的價值觀喪失和分裂表現在三方面：講究競爭又強調合作的現代社會使人喪失獨立性、產生疏離感，片面強調理性功效、喪失人的價值與尊嚴感。

羅洛・梅認為，生活在一個價值觀青黃不接時代的現代人很容易出現焦慮。西方社會過於強調競爭和成就，從而導致了從眾、孤獨和疏離等心理現象，使人的焦慮增加。二十世紀文化的動盪，削弱了個人依賴的價值觀和道德標準，也加劇了焦慮。

他還指出，在現代社會，以下兩種關係的破壞同樣會讓人焦慮：人和大自然的和諧關係、以成熟的愛和別人建立聯繫的方式。大多數現代人都喪失了愛的能力。一些現代人更是混淆了性欲和愛，以為進行性活動可以使人與人之間的關係更加密切。不幸的是，性放縱雖然可以暫時緩解焦慮，但是歡愉過後，只會讓人精神更加萎靡及焦慮、空虛與孤獨。

空虛和孤獨

競爭激烈和理性至上造成了人情感和理智的分裂、愛情和性欲的分裂、價值和目標的分裂，進而破壞了個體的人格統一性。這種分裂和破壞讓人對自己的本性感到陌生和不理解，從而產生空虛、孤獨的感覺。

當然，這種空虛和孤獨並不是源自內心一無所有，而是源於對自身渺小和無力的失望。當人們發現自己無法影響社會和他人，就會變得越來越冷漠無情、越來越消極。為了避免孤獨和空虛，有些人會積極踴躍地參加各種聚會和團體活動，並樂此不疲，但是這樣做的結果只會使自己越來越依賴他人，越來越無法擺脫孤獨和空虛的魔咒。因為其內在的真正問題——渺小感和無力感——並沒有獲得解決。

阿德勒：焦慮源於自卑

阿爾弗雷德・阿德勒（Alfred Adler）是奧地利精神病學家、個體心理學的創始人、人本主義心理學先驅，被稱為「現代自我心理學之父」。他曾跟隨佛洛伊德研究神經症問題，也是精神分析學派內部第一個反對佛洛伊德的心理學體系心理學家。他將精神分析由生物學定向的本我轉向社會文化定向的自我，對後來西方心理學的發展具有重要意義。他的主要著作有《阿德勒的自卑與超越》（*What Life Should Mean to You*）《阿德勒的理解人性》（*Understanding human nature*）等。

關於焦慮產生的原因，阿德勒給出了自己研究的答案——源於自卑。他認為，每個人生來就有一種生理的自卑與不安全感。人類發展工具、藝術、象徵等文明，其實就是為了補償自己的自卑感。

阿德勒認為，自卑感是人類行為的原始決定力量或向上意志的基本動力。在他看來，人生本來並不是完整的，有缺陷（包括身體缺陷）就會產生自卑，而自卑則能摧毀或個人，讓人自暴自棄或者出現精神疾病；與此同時，它也能讓人發奮圖強，以解決原始缺陷和追求優越之間的矛盾。

人從一出生就受到無助和自卑的困擾。如果沒有雙親的社會行為，根本無法存活。在正常情況下，孩童借由不斷肯定自己的社會關係來克服無助並獲得安全。但是嬰兒的正常成長會受制於主客觀因素的危害。客觀因素包括嬰兒體型上的弱勢、社會歧視或身處家族中的不利地位等。

對此，阿德勒說：「嬰兒在能有任何作為之前，便已為自己的劣勢憂心忡忡，焦慮不已。他們很早就開始與比自己強而有力的兄姊及大人進行較量，這使得他的自我評價多為劣勢的。」

阿德勒指出，神經性的自卑感或焦慮是形成神經性人格的背後驅力。他說：「神經性人格是拘謹心靈的產物及其運用的工具，它會為了卸載自卑感而強化它的神經性目標。」

在阿德勒看來，人類無論在生理和心理上都與他人相依共存，所以人的自卑感只能通過不斷肯定和增進與社會的聯結才得以克服。克服自卑感，本質上就是為了獲取一種超越他人的優越感與權力，以及用威望與特權揚己抑他的驅動力。然而，爭取權力以淩駕於他人之上，只會在社會上引起更多敵意，並使自己的處境更加孤立。

阿德勒還認為，焦慮會協助人逃避決定與責任：焦慮讓人們習慣無助，不用承擔責任。同時，焦慮者也通過焦慮來控制別人。例如孩子會利用焦慮來達到目的或控制母親。在阿德勒的著作中，我們可以看到很多用焦慮強迫家人接受操控的例證。在阿德勒看來，許多人的焦慮都是來自與家人的暗自較量。

阿德勒在《自卑與超越》中講述了這樣一個案例：

一個男人抱怨找不到滿意的工作，他曾經來找過阿德勒。八年前，他的父親把他安插在經紀行業中，但他一直不喜歡做這一行，最終辭職了。他想去別處再找份工作，卻一直沒有成功。他經常抱怨不已，難以入眠，且有自殺的念頭。

通過男子的經歷，阿德勒發現他的母親非常溺愛他，而父親則對他濫施權威。他的生活就是對他父親威嚴的一種反抗。他自己很想進入廣告界工作，但父親卻逼著他從事經紀行業。他能在不喜歡的經紀行業熬了八年，完全是為了母親。

他不想接受父親的逼迫，但他必須考慮母親和他經濟狀況欠佳的家庭。如果他乾脆拒絕工作，各種問題就會接踵而至。他必須找個理由下臺，結果他找到了這種表面上看來似乎是無懈可擊的毛病——失眠。

還有他經常出現自殺的念頭，也是對父親的反抗和報復。大部分的自殺案件都是一種譴責。於他而言，其意是說：「我父親的所作所為都是罪惡的」。

總之，阿德勒通過對自卑與焦慮的研究，為人們提供了一種解決心理和情緒問題的途徑，也對後來的一些心理學家產生了很大的影響。

Chapter 4

廣泛性焦慮：你所擔心的事 99 %都不會發生

失眠憂慮、緊張、莫名煩躁、無法集中注意力，總擔心會發生某些不好的事……這些負面情緒都是廣泛性焦慮的表現形式。其實，焦慮的本身才是最大的敵人，你所擔心的事情 99 %都不會發生，絕大多數是自己的臆想。

壓力焦慮

壓力大、生活累是許多人的生存狀態，而且「壓力山大」已經成為人們自嘲的流行語。更鬱悶的是，許多人在短期內根本無法擺脫這種生存狀態，焦慮也隨之加重。

一名患者在工作上深受上司賞識，不久便升職了。升職後，這名患者開始負責帶領一個團隊。工作量加大，需要面對更多問題，包括業務往來、團隊之間溝通、協調團隊內部衝突、整體業績等各方面，但升職前，他只要做好自己分內的工作就好。可能是因壓力導致失眠，有時候他要喝一點酒才能睡著，但他的睡眠品質也不好，白天打不起精神，工作效率也明顯下降，他為此煩腦不已。

壓力焦慮的重災區是都市白領。一項關於都市白領的健康情況調查顯示，三分之二的受訪者認為，自己的身體狀況處於亞健康狀態，危害身體健康的主要因素中，工作壓力、環境汙染和缺乏運動位列前三。

這項調查由媒體和知名企業共同進行，採用電腦輔助電話隨機抽樣的調查方式，選擇了北京、上海、廣州、成都、西安、長沙和瀋陽這七個代表性的城市，調查的對象為二十歲到六十歲、中等學歷以上、主要從事腦力勞動的辦公室白領。

另外一家世界知名調查機構也得出過類似的結論：中國上班族在過去一年內所承受的壓力，位列全球第一。在被調查的全球八十個國家和地區的一‧六萬名職場人士中，認為壓力高於去年的，中國占75％，香港占55％，分列第一和第四，都大大超出全球的平均值48％。其中，上海、北京分別以80％、67％排在這一調查結果的城市排名前列。

在這些壓力焦慮中，因薪資水準而產生的比例占26‧23％，因員工之間人際關係而產生的比例占25‧41％，兩者基本占了壓力成因的五成。職業技能、工作業績以及職位晉升壓力均是薪資和人際關係產生壓力的輔助原因。

李先生在一家軟體公司做工程師，雖然他的工作在外人看來體面，但實際上，無止盡的加班已經讓他連吃飯的時間都沒有，更別說是娛樂和休息了。另外，員工之間的人際關係壓力也讓他覺得是個負擔。「雖然上班比上墳還難過是句戲言，但工作壓力大確實是一種現實存在的現象」。

產生壓力、焦慮的原因

其實，面對生活，每個人都會有壓力。只要身處社會，就會有競爭壓力。除了一些客觀方面的原因，人們產生壓力焦慮的原因在於自身。

・在工作、生活、健康方面均追求完美化

這類人稍不如意就會心煩意亂，長吁短嘆。所以，別為自己設置太多精神枷鎖，把生命之弦拉得太緊。

・擁有神經質人格

這類人的心理素質較低，對任何刺激都非常敏感，對刺激做出不適應的過強反應。他們承受挫折的能力太低，自我防禦的本能則過強。他們常常會杞人憂天、提心吊膽，要不焦慮也難。

・沒有做好準備

沒有做好迎接人生苦難的思想準備，總希望自己一帆風順、平安一世。這類人一遇到困難就會驚慌失措、怨天尤人，這是引起焦慮症的具體原因之一。

重要的是，我們要正確面對壓力，學會調整自己。其實累並不可怕，它像是一個善意的信號，提醒著我們時刻注意自己的身體健康。我們累的時候，不要馬上去否認和對抗，應該尊重並享受它。

緩解壓力、避免焦慮的方法

我們可以採用以下的方法來緩解壓力，避免焦慮。

・參加戶外活動

把工作之餘的時間多用點在戶外活動上，這會讓我們覺得生命充滿了活力。下棋、練習書法也是緩解壓力的好方法。

・閱讀

繁忙地工作了一天後，吃完飯洗個澡，調暗燈光，拿出一本書，靜下心來慢慢品讀。這會讓我們的世界瞬間安靜下來，能夠有效去除焦慮、緩解疲勞。

・設「減壓閥」

可以多親近大自然、泡澡、聽音樂、做十分鐘深呼吸、出去散散步、聊八卦等，這些都能讓人消除疲勞，減少壓力。

金錢焦慮

杜小姐家裡有車有房有存款，育有一子。夫妻二人一年也有約新臺幣一百二十萬元的收入。一般來說，這種經濟狀況不會產生焦慮，但實際情況卻並非如此。

「我是比上不足比下有餘，不會淪落街頭挨餓受凍，但就是壓制不了自己的焦慮，只要過去幾個月存款沒有增長我就會恐慌得不行。何況現在養房、養車、養孩子的成本確實很高，前幾個月算下來基本沒什麼結餘，又面臨著工作變動和降薪的可能，於是開始夜夜失眠。看老公不順眼、抱怨他的工作不像別人穩定。這種心理狀態已經影響到了家庭。而且我必須要說出來，不然我感覺自己馬上就會瘋掉。」

這是一種比較典型的金錢焦慮。如何賺錢花錢確實成了困擾一部分人的問題，但其背後的心理特徵有時出人意料，並經常摻雜著各種擔憂。

菲爾德斯（William Claude Dukenfield）是美國著名的喜劇演員。他不但擅長說笑逗樂，也以「保護錢財」出名。菲爾德斯擔心被人算計，把錢分散存於世界各地兩百個以上的銀行裡，每個帳戶都用不同的戶名存款。他過世於一九四六年，但這些帳戶至今也沒找到幾個，這種對失去錢財的恐懼，結果使得子孫失去七六〇萬美元以上（在當時是不小的數目）。

錢不是萬能，但沒有錢是萬萬不能。沒有錢，為如何賺錢而焦慮；有了錢，為如何保管而焦慮，人的心理就是如此奇怪。

在《如何不為錢煩惱》（*How to Worry Less about Money*）一書中，澳大利亞的墨爾本商學院特聘學者約翰·阿姆斯壯對「金錢及其在生活中的角色」這一問題有獨到的見解。

阿姆斯壯認為，構成金錢焦慮的問題主要有四個，分別是：「為何金錢對我們來說是重要的」「為了獲取生活中重要的東西，我們需要多少錢」「獲取金錢的最好方式是什麼」「在獲取及使用金錢的過程中，我們對他人承擔著怎樣的經濟責任」。他認為，我們將永遠克服不了金錢焦慮，除非我們先認清那些潛在的問題：儘管金錢可以買來讓人心情開朗的「裝備」，如巧克力、週末探險、昂貴的鞋子，但擁有這些，很多人還是會感到不幸福。也就是說，金錢買不來幸福。

金錢是一個重要的問題，但絕對不是致命問題。關鍵是，我們要正確地對待生活，正確地對待自己。能做到這一點，就不會為金錢焦慮了。

下面為「金錢焦慮量表」。你知道自己對金錢的焦慮程度嗎？不妨做一下這個焦慮量表測試，看看你對金錢的焦慮指數。（量表於第72頁）

A：得分太低可能顯示缺乏興趣或雄心。焦慮水準低但處於可控制的程度，表示具有可改變或改善生活的良性關係。如果得分很低，很可能是因為對現狀太過滿足，充滿信心而沒有金錢焦慮，或者你是想避免遭遇錢財問題而做必要的改變，究竟是哪一種原因，得好好思考。如果是第一種原因，金錢恐懼根本不會阻礙你的成功。

B：這種人對現有的錢財狀況頗感舒適。他們的商業知識廣博，相信自己可以完全控制成功的機會，並對成功處理金錢問題深具信心。得分處於這個區間的人能正面看待自己的目標，承擔必要的風險，邁向自己所希望的未來。

C：這種人對金錢在生活中所扮演的角色感到不確定。對他們而言，金錢會引起別人的關注，取得和持有都令他們擔心。如果他們的焦慮能驅使自己控制好錢財，就可能步上成功之路。如果老是想逃避錢財風險，整天因為沒有安全感而害怕，他們的焦慮就會阻礙其進步。如果你的得分處於這個區間，可能會被焦慮所誤，但只要你願意，還是可以掌握自我。

D：得分高的人很難去享受自己所擁有的錢財。而且，他們的焦慮會使挑戰和走向成功毫無報償，因為他們覺得成功只會帶來害怕失去（成功）的焦慮。因此會把自己隱藏在一些過度保護性的行為裡，諸如強制性的儲蓄或不信任他人。偶爾，這些焦慮程度高的人也會失去防衛，以不太恰當的方式和外界接觸。不過，萬一接觸失敗，就會加深他們的焦慮。得分處於這個區間的人很難成功。

E：這種人需要趕緊尋求解除焦慮的方法及技巧，甚至是專業的治療。焦慮度極高會讓人萬念俱灰。得分處於這個區間的人，根本無法相信周圍的人，不可能享受成功所帶來的任

金錢焦慮量表	
測試說明： 測試有20道題，每道題都與關心金錢的態度有關。答題時以四種方式記分，選A記1分；選B記2分；選C記3分；選D記4分。選一個最適合自己態度的答案，寫下正確的號碼。全部答完後，再根據記分方式算出總分。	
A.從來不　B.偶爾會　C.有，但不是很頻繁　D.經常	
1. 我擔心賺錢會使自己迷失了人生方向。	A B C D
2. 我擔心朋友若知道我有錢，會向我借錢。	A B C D
3. 我擔心如果我賺太多錢，我會被扯進複雜的稅務問題。	A B C D
4. 我擔心不管我賺多少錢，永遠也不會滿足。	A B C D
5. 我擔心如果我有很多錢，別人喜歡我是因為我有錢。	A B C D
6. 我擔心錢會使我沉溺於我所有的惡習。	A B C D
7. 我擔心如果我賺的錢比朋友多，他們會嫉妒我。	A B C D
8. 我擔心錢會控制我的生活。	A B C D
9. 我擔心如果我有錢，別人一有機會就想欺騙我。	A B C D
10. 我擔心錢會成為我追求真理的障礙。	A B C D
11. 我擔心如果我有很多錢，我會一天到晚害怕失去它。	A B C D
12. 我擔心錢會使我變得貪婪，並且過於野心勃勃。	A B C D
13. 我擔心管理為數不少的錢會加大我的負荷壓力。	A B C D
14. 我擔心如果我賺了很多錢，我會失去工作的意願。	A B C D
15. 我擔心如果我有很多錢，我會利用錢去占人家便宜。	A B C D
16. 我擔心擁有很多錢會使我的生活不再單純。	A B C D
17. 我擔心擁有很多錢會使我被迫改變現有的生活方式。	A B C D
18. 我擔心金錢真是萬惡之源。	A B C D
19. 我擔心擁有大量的金錢會使我陷入失敗的境地。	A B C D
20. 我擔心我沒有能力處理巨額的錢財。	A B C D
A.得分在20～24分 B.得分在25～30分 C.得分在31～37分 D.得分在38～57分 E.得分在58分以上	

何樂趣。最重要的是，這種人很難成功，因為他們的焦慮程度太高，需付出高昂的代價。

拖延焦慮

有太多事情擺在眼前：攤開的文件、很急的專案、散亂的衣櫥、答應幫朋友辦的事或者只是一個該打的電話、一封該發出去的郵件……

現在就做嗎？再等一下吧，去滑個臉書或者看看新聞後再開始。

然後我們在焦慮中滑著臉書，看著新聞。

拖到最後期限了，我們更加焦慮。因為剩下的時間已經不足以做好這件事，但我們又是完美主義者，因為做不好，心情就更不好！

接著，我們默默發誓，下次一定要早早做好。但真到了下次依然如此。也許我們不想拖延，可我們控制不了自己，總是不知不覺就拖延了，並為此感到痛苦。這就是拖延焦慮。

我們先來看一個案例：

我是一所知名大學的大二生，但是因為拖延症而產生了深深的自卑和自我厭棄。從小學開始，我就有拖延的行為，做作業的速度比同齡人慢很多，因為追求字跡工整，因此養成了追求極度完美的性格。

長大後，我不再迷信老師的表揚，不再追求作業的漂亮，但動作還是特別慢，包括起床、放學回家，還有作業，總是覺得作業永遠寫不完。不是因為追求完美，而是因為注意力不集中。

到高中畢業前，我都靠著小聰明度過每一次的考試，但進入大學後一切都變了。我開始為自己的拖延症感到焦慮。

因為拖延症，我的報告總是在期限前一晚才開始寫，考試總是最後一天才開始複習，造成我大一成績非常差。

雖然大學生活自由，但依舊極其重視成績，大一的鬆散生活讓我輸在了起跑線上。

我當下決心要努力改變，卻因為拖延症提不起勁。而最讓我感到絕望的是，即使我不拖延，依舊無法取得好成績，更別說還有嚴重的拖延症了。

拖延的壞習慣給這位同學帶來巨大的困擾，使她產生了很嚴重的焦慮。不僅做事拖拉，而且在心理上不能接受自己現在這個樣子，想要做出改變卻辦不到。

擺脫不了拖延而產生的無助感會急遽放大焦慮。比如，「我不知道怎麼辦」「我很努力但無濟於事」是拖延焦慮者最常說的話。這些話是其真實的困境反映，同時也是一種暗示：

「我完了」。這必然會加重焦慮，形成惡性循環。

因此要先釐清拖延的原因，逐漸克服拖延的習慣。拖延的原因甚多，但主要有三點。

自控力太差

就是自我控制的能力，指一個人對自身的衝動、感情、欲望所施加的意志控制。如果自控力太差，做事過程中往往會拖延。例如美食當前，總會說「明天再開始減肥」；瘋狂購物的時候，又說「算了，下個月再開始存錢」；半夜因為玩手機而熬夜時，會說「明天一定會早點睡」。如果管不住自己，就很難改變拖延的習慣。

從心理學的角度來說，如果不懂得推遲滿足感，會大大削弱自控力。就像沃爾特・米歇爾（Walter Mischel）教授設計的知名「棉花糖實驗」。他在十個孩子面前分別放了一塊棉花糖，並告訴他們現在可以吃，但如果等他回來後再吃可以多拿到一塊，然後他就走開了。面對棉花糖的誘惑，孩子們做出了不同的選擇。有一部分孩子忍受不住誘惑，馬上吃了，另外一部分孩子堅持了一會兒，但最後放棄了，最後一部分孩子一直等到獲得獎勵之後才吃。多年後，米歇爾追蹤這些孩子，發現當年忍住不吃棉花糖的孩子，長大後的成就都比較高。從這個心理學實驗可以看出，滿足自己一時的情緒需求並非最佳策略，它會降低一個人的自控力，從而減弱其自我滿足感和幸福感，想想因為圖一時的痛快而導致既定計劃被推遲後自己的負罪感和焦慮感就明白了。

過於追求完美

很多人有完美傾向，但如果太追求完美，往往會成為拖延的藉口。在工作中也許會有這樣的想法：

「工作必須進入狀態，工作的環境必須近乎理想。」

「我必須等到條件完全成熟了才行動。」

「如果要做就做到最好。」

這些看似追求完美的想法，常常會因為各種問題，最終不了了之。

不可能所有事情都能盡如人意，學會接受生活中的不完美以及自己的不完美，就是擺脫「要嘛不做，要做就做到最好」的極端。因為受這種極端想法的影響，為避免失敗帶來的痛苦體驗，極有可能一直拖延下去，甚至直接選擇「不做」。

對自身有不切實際的期望

很多時候，拖延，實際上是因為對自身有很高甚至不切實際的期望。如果要走過一塊一公尺寬、十公尺長的厚木板，當它放在地面上，每個人都可以輕鬆走過。但對結果的高期望則像是將這塊木板架到了兩座高樓間十層樓高的地方，於是絕大多數人會因為害怕掉下去而不敢向前。而最後期限則是身後的一團火，當它離我們夠近，害怕被灼燒的恐懼感戰勝了掉下去的恐懼感，於是我們一下子就衝了過去，在最後期限前完成了任務。

但是很多拖延的人甚至很享受最後期限過後突然一下子放鬆的感覺，從而再次強化拖延的習慣。

但我們不能永遠靠放火來逼自己走過木板，總有被燒到的一天。而且，那種壓抑的焦慮感和對自己不滿意的感覺也令人不快。因此，最好的辦法是降低木板的高度——不要對結果有太高的要求。由於天資和其他能力的限制，也許即使我們竭盡全力也無法像某些出眾人物一樣做得那麼好，但只要盡力就不會有遺憾。

抱怨自己

傾訴是人們發洩情緒的方式之一。遇到讓自己傷心痛苦、懲悶生氣的事情，人總有一種衝動，向親近的人訴說。說出來會輕鬆許多，但如果反復傾訴，就不正常了，那是一種焦慮的表現。

在魯迅的作品《祝福》中，祥林嫂喋喋不休地向人們傾訴著自己的不幸，這確實讓人同情，但並沒有改變她悲慘的命運，反而使她深陷其中不能自拔。

美國的一項調查顯示，與其他人相比，那些花費大把時間與朋友談論自己麻煩的人，更容易陷入沮喪和焦慮的境地。過度的傾訴使他們長時間沉浸於痛苦的事件中，無形中擠占了能夠積極思考和行動的時間。消極的思維及行動只會帶來消極的結果，而這反過來又強化了不幸的感覺。於是就進入了惡性循環之中。

同時，反復傾訴也會給對方帶來負面影響，不容易從傾聽者的角度獲取積極的資訊和新的視角，甚至有可能互相強化負面情緒。這也是反復傾訴後感到更加焦慮的原因。

反復傾訴的表現形式

一般來說，反復傾訴有三種比較典型的表現形式：

・脆弱

這類人的口頭禪是：「我到底該怎麼辦？我真的一點辦法也沒有了……」。

這類人時常碰壁，碰壁後他們的內心會感到很無力，類似於習得性無助。當他們嘗試了很多辦法卻無濟於事，無休止地傾訴成了其信手拈來的調節劑。

・抱怨

這類人的口頭禪是：「都怪他（她），要不是他（她）……」。

這類人不喜歡承認本應自己承擔的責任，因為在他們的觀念裡，很多事情都不是自己所能掌控的，而更多受著他人的主宰和支配。因此，遇到困難的時候，他們總是把責任歸到別人身上。他們無能為力，只能靠一遍遍的訴說及指責他人來尋求安慰。除此之外，情緒化是他們的特點，他們喜歡跟著感覺走。因此，不高興的時候他們習慣直接表達，不會冷靜思考事情的前因後果。

・逃避

這類人的口頭禪是：「我不行，這事沒法輒了……」。

一遇到問題便喜歡躲在別人的羽翼下尋求保護，傾訴是他們的擋箭牌，沒完沒了地訴說實際上是為自己的怯懦找藉口。在他們心裡有一隻威猛兇悍的「紙老虎」，他們寧可承認自己不行，也不願鼓起勇氣去看清「紙老虎」的真面目。

避免反復傾訴的方法

喋喋不休地反復傾訴只會加重焦慮程度，讓自己在負面情緒中越陷越深。要想擺脫這種困境和折磨，就必須採取行動。

．嘗試新方式

在心裡默默告訴自己，或許換一種方式我會感覺更好一些。只有試著去做，才可能擺脫糟糕的情緒，獲得新體驗。

．理性分析

不妨拿出紙和筆，逐一寫下遇到的問題，並進行理性地分析。或許我們把事情誇大了，或換個角度思考，其實情況並沒有想像中的糟，也可以發現到這件事情的責任並不全在別人。

．多關心和幫助別人

關心別人有時往往比得到別人的幫助更能取得心靈上的慰藉。它可以幫助我們把注意力從自我痛苦的小圈子裡轉移出來。同時，幫助別人後所獲得的感激與認同，無疑也會提升我們的價值感。

．多承擔一些責任

不妨有意識地多承擔一些責任。當我們有了相應的責任意識與承擔責任的能力，解決問題與煩惱的手段自然將不僅僅局限於向別人傾訴。

．開創新局面

開創新局面需要我們為解決具體問題而採取一些切實可行的行動，同時也需要我們在可能的情況下拋開煩惱，做一些積極的、建設性的事情。也可以把精力投入到工作中，充實的生活能給空虛的心靈注入無限養分。

自我懷疑

感情上遭到挫折，生活給了我們一記左勾拳。工作不如意，再接一記右勾拳。於是我們受到了挫折，整個人都不好了。沮喪、失落、氣餒……負面情緒開始環繞著我們。我們開始懷疑自己，開始自我否定：我是不是很差勁？我是不是沒有那個能力？久而久之就掉進了焦慮的旋渦。生活中由於各種不如意而情緒低落、自我懷疑，進而焦慮不堪的現象不在少數。

劉玲名校畢業後進入了世界五百強企業，擔任人力資源培訓主管一職。然而她卻說要跳槽，朋友對此感到非常驚訝，並詢問原因。她回答：「我的能力不行，雖然這份工作好是好，但我總感覺自己做不好。」

朋友很瞭解劉玲的能力，她完全能夠勝任本來的工作。於是，她對劉玲說：「別騙自己了，妳根本不想跳槽。焦慮和能力有關，也無關。有關在於，焦慮情緒總會和能力牽扯在一起，無關在於，要消除焦慮，往往需要悅納當下的狀態，包括能力狀態。」

劉玲的這種狀況是由於自我懷疑而產生的一種焦慮。這種人本身就缺乏自信，在工作和生活中遇到難以應對的打擊或者困難時，往往會出現情緒低潮期，進而懷疑起自己的能力。不自信往往來源於自己，別人看不到一個人的最深處。這時不妨做個「厚臉皮」，沒有人會介意的。

小艾大學畢業後因極度的不適應工作，導致壓力遽增。她對工作失去自信，認為自己一事無成，總是莫名恐慌、焦慮，不想面對人群，有時見到朋友、家人還會覺得很煩。某次，工作上犯了錯，之後變得更加焦慮，寢食難安，甚至一度不敢獨立負責工作。從那時起，她第一次看了心理醫生。醫師說：「產生這種焦慮，不是因為追求結果的完全，也不是因為對自己要求過高，而是不能接納自己的狀態。」後來她逐漸學會了接納自己，焦慮也慢慢消失了。

這裡所說的接納，並非簡單承認自己不行，而是懂得在現有資源基礎上做出最好的選擇。當做到了自己所能做的事情後，將一切交出去就好了。我們永遠無法控制結果，所能做的只是實現期待的行動。

接納是要接納全部的自己，並正確看待自己，認識到自己的優缺點。接受自己的過去和現在，所擁有的成就、處境，及該解決的問題。學會尊重自己，遇事要心平氣和，不卑不亢。唯有如此，才能安心專注於解決問題，產生喜悅、成就感，並督促自己面對困難也不放棄。唯有喜歡自己，才會更有自信。

當我們能真正接納自己，就不會產生自我懷疑，更不會由此而焦慮。

死亡焦慮

最近常常會出現莫名的恐懼，走在馬路上會突然冒出「會不會被車撞死」的念頭。我明白每個人都害怕死亡，於是我每天都拚命工作和學習，努力嘗試忘掉這個問題。但是我發現問題越來越嚴重。真的很害怕突然間失去一切的感覺。

死亡焦慮是人對終將到來的死亡這項事實產生的恐懼與不安等情緒。一般情況下，這種想法和情緒不會對人產生嚴重的困擾，只有在受到某種刺激、暗示之後，才會使人產生焦慮。

死亡焦慮分為兩種：外顯的死亡焦慮和隱蔽的死亡焦慮。

外顯的死亡焦慮是指大多數死亡焦慮伴隨著毀滅的恐懼。有些人無法理解自己死去後「不存在」的狀態，想知道自己死後到底去了哪裡。某些人一直在想這個問題跳不出來，因為結果令他們難以忍受——那意味著無論是他們個人還是曾經的回憶都不復存在。

隱蔽的死亡焦慮則非常隱晦。比如，一個患有胃病對胃癌十分關注的男人，在做夢時夢到自己去度假，但是下一個畫面是自己躺在地上疼痛難忍，這個男人驚恐地從夢中醒來，並立即意識到夢的含義：這意味著他將死於胃癌。

其實，還有一些事情會引發死亡焦慮，比如自己身患重病、親人過世或者目睹了一場意外死亡等。

死亡焦慮產生的原因很複雜，比如下面這個案例：

蘇珊是一名心理治療師。她就學時在畫畫方面很有天賦，但是在學了心理學後她就放棄畫畫。在她家中有很多未完成的作品，但是她沒有時間完成，因為她要賺錢。其實她不缺錢，但是她需要和她的丈夫比賽，看誰賺比較多。兩年前她的好友去世，使她在生活中出現了焦慮情緒。一開始，她不認為這是由好友去世導致的，只是向醫生抱怨焦慮，但是醫生問她為什麼不完成畫卻去和丈夫比賽賺錢時，她卻回答不出來。醫生問她恐懼死亡什麼的時候，她說她什麼事都還沒做。其實，她的潛意識就是除了賺錢沒有真正地享受過生

> 活。對死亡的恐懼常常與人生虛度的感覺緊密相關。換句話說，你越不曾真正活過，對死亡的恐懼也就越強烈；越不能充分體驗生活，就越害怕死亡。

死亡焦慮的範圍比人們想像得還要廣。對任何人來說，死亡是最終的歸宿，沒有人能逃脫。於是，許多沒有指向性的焦慮實際上歸根結底就是死亡焦慮。多年前，心理學家羅洛・梅曾說過：「**在沒有什麼可焦慮的時候，人們總是試圖焦慮點什麼。**」沒有指向性的焦慮其實就是通過生活中的一些事情，比如皮膚衰老、退休或無所事事，而感發出的焦慮情緒。種種焦慮情緒直指結果，也就是人終究會死亡帶來的焦慮。

那麼，如何擺脫死亡焦慮呢？如果我們害怕病、老、死，首先要允許自己經歷這種恐懼，感受人的脆弱，無法控制生命的無奈。人在脆弱時，「我」是易融化的，也易與別人感同身受，當別人也出現這種力量，我們就會有慈悲、接納。這種慈悲感拉近了人與人之間的距離，讓人的心貼在一起。

與其害怕，不如感受。

其次，如果非常恐懼病、老、死，需要如實地承認並接納它們。我們可以秉持一個觀念：死其實沒什麼好怕。當我們以平和的心對待死亡，才會活得更真實輕鬆。

強迫症

邁克在一家網路公司擔任工程師，接到案子後通常要迅速完成，因此加班成了家常便飯。長期加班讓他感到疲憊不堪。更糟糕的是，他開始有了奇怪的行為。早上出門後，總是懷疑自己沒鎖門。常常車開到一半又折回家中檢查門是否上鎖。

某次他到了機場後，總是不停在想自己家的門關好沒有，於是，他又搭計程車趕回家中，確認門鎖了之後才放心返回機場。

這種狀況是一種典型的強迫症。強迫症是焦慮比較嚴重的一種表現形式。強迫症由兩個要素組成：一個是強迫性的思維，指揮之不去的念頭；另一個是強迫性的行為，主要是指反復發生的特定行為。

在現實生活中，患有強迫症的人不在少數。據美國國家精神衛生研究院的估計，約有兩百萬美國成年人患有強迫症，約占美國總人口的0.7％。考慮到強迫症成人中約有三分之二的人早在孩提時代就有強迫症端倪，而孩子們絕大多數還未得到診斷，因此美國人中患有強迫症的比例遠遠不止0.7％。

通常情況下，如果有無法揮去的念頭、有反復發生的特定行為，這只能說明有了強迫心理或強迫症的傾向，還不能確定是患上了強迫症。若是強迫症，還應該滿足兩個條件：伴隨**揮之不去的念頭，產生焦慮不安的情緒**。也因為這一點，強迫症被歸類為焦慮症的一種；另一個則是**診斷是否患有心理疾病**的通用考察點，即**強迫行為是否導致生活產生混亂，甚至難以為繼**。

想必大家都已經知道強迫症帶來的危害，但強迫症到底是由於什麼原因造成的呢？這個問題的答案並不確定，人們對此也有不同的解釋。

一些神經心理學家猜測，強迫症的發生與大腦血清素異常有關，雖然目前沒有可靠的研究指出這種聯繫的細節，但是選擇性血清素再吸收抑制劑（SSRI）對強迫症的治療確有效果，證明大腦血清素與強迫症之間存在聯繫的推測並非空穴來風。

日本分子生物學家尾崎等人研究發現，強迫症可能是基因變異的結果。研究者還發現，強迫症患者有關血清素傳遞的基因發生了突變。

美國北卡羅來納州立大學心理學教授阿布拉莫維茨（Abramowitz）等人在《刺胳針》（*The Lancet*）*上發表了論述，他們認為，45%～65%的強迫症病因可以歸結為遺傳因素。

---

*註：世界上歷久最悠久及最受重視的同行評審醫學期刊之一。

進化心理學家史蒂芬・布拉查（Stefan Bracha）認為，強迫心理或行為具有某種進化優勢，適度的連續檢查是一種提高警覺、預防外敵的策略。心理學中有一個「耶基斯—多德森」定律（Yerkes-Dodson Law，也稱為倒U字型理論），證實焦慮程度和工作效率之間的關係呈「倒U」曲線，中等程度的焦慮情緒下能獲得最高的工作效率。這個定律為進化心理學對強迫症的解釋提供了依據。

對於強迫症的治療，應該分不同情況來進行處理。如果只有強迫傾向，也就是輕微的強迫症，可以進行自我調整。

攻克強迫症的有效方法就是「不去攻克它」；控制焦慮最好的方法就是隨它去。強迫症是永遠無法壓倒的彈簧，因為它就是我們心中的一部分，自己怎麼可能壓倒自己呢？最好的方法就是順其自然。強迫症發作的時候，不要企圖去壓制它。這樣做就是它不來了或者來了你也沒事。

如果強迫症比較嚴重，就要去正規的醫院進行治療。醫院通常會採用心理療法或精神藥物療法，或者結合二者進行治療。

技能焦慮

社會快速發展，生活品質和水準不斷提高，但同時也給人們帶來了各種壓力。有的人就非常憂慮：時代發展太快了，我跟不上。

現在，知識和技能的更新速度很快。這幾年非常吃香的技能，十年後，甚至是幾年後就有可能完全被淘汰；這幾年非常熱門的科系，幾年之後就有可能變冷門。如果不抓緊時間學習和提高，就會被時代拋棄。面對這種快速更新換代的現狀，人們自然會產生技能焦慮。

常言道：「萬貫家財，不如一技在身。」生怕自己「技不如人」而被淘汰。為了緩解這種焦慮，選擇了不斷給自己加「技能」——考取各種證照。

在社會上技能焦慮者不在少數。《中國青年報》社會調查中心曾經通過網路和民意中國網做過一次統計調查。調查人數二〇七四人，其中76・2%的人直言身邊存在很多有「技能焦慮症」的人，62・8%的人認為「在職場缺乏安全感，不知該如何努力」是導致「技能焦慮症」的重要原因。有70・6%的人表示自己「職場安全感」很弱，其中30%的人覺得「沒什麼安全感」。

技能焦慮的具體表現形式，據調查顯示，68%的人認為主要表現在「總是怕自己的技能跟不上時代」，58・9%的人表示「總覺得自己沒有一技之長」，56・7%的人覺得「學東西之前總關心『有什麼用』」。其他還包括「不停報考證照考試」（44・5%）「不願學習文學、歷史等人文學科」（32・6%）等。

對於「技能焦慮」帶來的影響，70・6%的人表示是「容易出現焦慮情緒，對工作疲勞厭倦」，66・2%的人認為會「成為考試機器，失去思考學習的能力」，63・6%的人擔心會「出現『工具化』傾向，失去人生方向」，54・1%的人覺得「教育會變得功利化，學生缺乏創造力」。

其實，職場上每個人都有焦慮，適當的焦慮是促使我們前進的動力，反之，過度的焦慮會影響自身實力和健康。就像不斷考取各種證照，這並不能真正地緩解焦慮，反而會讓我們成為心裡的奴隸，帶來更多疲憊和麻煩。太多的證照也許並沒有我們想像中那麼有用，多而不精反而有可能成為軟肋。

想要緩解技能焦慮，需要有更合理有效的方法。

・掌握一項核心技能。結合自己的具體情況，決定一項最適合自己的技能專精，成為專家。這樣比那些只是門檻的各類證照有用得多。
・具備做好工作的能力，能夠勝任才是最重要的。無法勝任工作，就只能被淘汰。
・獲得上司的肯定和器重。如果能做到這一點，當然不會有技能焦慮。

‧處理好與同事之間的關係。與同事關係融洽，也會讓你感到輕鬆一些。
‧結合生活和職場，這樣就能降低自我的緊張度，對緩解技能焦慮有不錯的效果。

網路成癮

只要一斷網，就感覺心慌意亂，不知道該做什麼。每到一處地方，先問 Wi-Fi 密碼，其餘時間都用於上網，幾乎沒有其他的興趣愛好。

現今網路越來越發達，上網也很方便。網路已經成為人們生活的一個重要部分。但是，對於有些人來說，網路已經成了生活的全部，對網路產生了嚴重的依賴，成了網路成癮症患者。

馬濤是一家室內裝修公司的設計師。已婚，家庭和陸，但不知道從何時起，他迷上了網路。平日除了工作，幾乎整天坐在電腦前上網，偶爾也打遊戲，但是很少網路聊天。不久後，他對周邊的一切事情都提不起興趣。聚會、旅遊、陪家人……這些事對他而言都是負擔，因為會耽誤他上網。

他唯一的嗜好就是上網，而且說過：「不上網沒法安心睡覺」。妻子對於他的行為忍無可忍，甚至提出離婚，但依舊我行我素，甚至想離婚了事。

像案例這樣的網路成癮已經對自己的生活和家庭造成了巨大的影響。這種成癮的實質，就在於作為網路行為活動主體的人喪失了行為活動的自主性，蛻變為網路的「奴僕」。這些人在上網時會長時間地持續下去且樂此不疲，一旦離開網路就會感到無所適從，進而產生無法自控的焦躁和緊張等負面情緒，甚至為了上網而做出過激的行為。

網路成癮症通常分為五種類型：

1. 網路遊戲成癮：沉迷於網路遊戲，嚴重者甚至整天不吃飯、不睡覺。
2. 網路關係成癮：沉迷於各類聊天軟體中，將大部分時間和精力傾注於網路關係和虛擬的感情當中。
3. 網路色情成癮：沉迷於訪問色情網站，流覽色情、淫穢資訊或圖片。
4. 資訊收集成癮：消耗大量時間流覽各個網頁，致力於在網上查找和搜集資料、資訊。
5. 網路購物成癮：沉迷於在網路上搜羅各種商品，不惜花大量時間和金錢盲目購買大量物品。

「網路成癮症」除了對家庭和生活造成巨大傷害，還會對自己的身心健康造成很大危害。

對身體的傷害

長時間使用電子產品容易導致各類骨科疾病，例如頸椎病、腱鞘炎等，還有因為常坐而造成的「三高」——血壓高、血糖高、血脂高——也不在少數。還有一種危害是最為直接的，就是對眼睛的傷害。對於中高度近視患者而言，長時間沉迷於電腦、手機會導致近視度數增長，更有甚者可能產生併發症，如青光眼、黃斑部病變、視網膜脫落等。

對心理的傷害

開始是精神上的依賴——渴望上網，而後會發展為軀體依賴，表現為每天起床後情緒低落、思維遲緩、頭昏眼花、雙手顫抖、疲乏無力和食欲不振，上網以後，精神狀態才能恢復至正常水準。該病晚期，患者會出現與生理因素無關的體重減輕、外表憔悴，一旦停止上網還會出現急性戒斷綜合徵，甚至有可能採取自殘或自殺手段，危害生命安全。

那麼該如何擺脫「網路成癮症」呢？

要想從中抽身，先要知道自己的成癮程度。記錄上網時間，知道自己上網多久了。產生危機感之後，逐漸減少上網的時間。

如是長期依靠網路工作的人更容易產生網路社交成癮，更要注意合理規劃時間，把在網路上用的精力合理分配到現實生活中。在現實生活中，應當多與親人、朋友溝通，在工作中，努力讓自己獲得更多成就。

要學會適當地走出虛擬世界，適度進行體育運動，不做「宅男宅女」。

如果發現自己過分依賴網路且已經影響到自己的日常生活和工作，可到正規醫院的心理專科尋求幫助。在醫生的分析下，你會知道是什麼在影響並操控著你，從而正確認識自我。

考試焦慮

楊穎的成績非常優異，一般都是班上前三名。

她的父母非常看重成績，只要考得不好，就會嚴厲地批評、懲罰她。每當聚會，父母總喜歡把女兒當成炫耀的資本。為了讓父母有面子，她只好拚命學習。

某次期中考後，她的成績明顯下滑。不管上課或寫作業，注意力都難以集中。嚴重時會心煩意亂、焦躁不安，有時還會失眠。親朋好友給了楊穎很多安慰和關心，但始終不見好轉，有時她甚至還會大發脾氣，莫名哭泣，情況越來越嚴重。

這是考試時常見的一種心理現象。就多數人來說，面臨重要或關鍵性的考試，總會有一些心理壓力，產生一定程度的考試焦慮，那都是正常且無害的。

但嚴重的考試焦慮會產生極大的危害，會有注意力分散、記憶受干擾、思維受阻等問題，並威脅人的身心健康。

考試焦慮原因

・過高的期望

父母以及周圍的人對楊穎的期望非常高，在這種期望下，她對自己的要求很嚴格，覺得不能辜負家人對自己的期望，否則就會感到自責和內疚。長時間的高壓及自責影響了她的注意力以及學習效率，而成績下降又會加重她的壓力和自責，形成了惡性循環。

・自我評價偏差

該案例認為，成績好家長就會有面子，成績不好就會讓家長失望，會對不起家長的養育。楊穎將自我評價完全和外界的評論連結在一起，而且她對學習的追求也多來自於外部動機。所以考試才會讓她如此焦慮和緊張，以致最後對學習產生恐懼。

考試焦慮的表現形式呈現多樣化，例如嘔吐、腹痛、心跳加速、雙眼模糊、大腦空白等。這些都是考試焦慮的外在表現。

考試焦慮症是由內因和外因共同作用所形成，但這並非不可避免。我們應認真對待這一不良的心理反應，積極尋求預防和控制的對策，就能進一步提高自身水準。

克服考試焦慮的注意要點

・提前做好心理輔導和預防

可適度降低求勝的動機，因為在考試時，水準已基本「定型」，憂心忡忡沒有任何意義。一切順其自然，或許會有意想不到的效果。

平時要注意培養自己健康的心理品質，克服容易激動、焦躁不安、過於內向等性格缺陷，提高自我控制能力。

考試前要克服各種不良因素的干擾，確保充足的睡眠，防止大腦因活動過度而產生抑制。複習越是緊張，越要確保充足的睡眠。此外，還可通過適度的體育運動來消除疲勞，緩解壓力。

・進行必要的心理和行為的調節

「胡思亂想」往往是產生焦慮的主要誘因，因此要盡可能讓心態平穩及保持平常心。

除了藉由音樂或運動放鬆，還可以適當找人傾訴，另外也可以使用「精神勝利法」，使自己保持一種「勝利的心態」，這對減輕過度的「心理焦慮」也有促進作用。

Chapter 5

職場焦慮：你的努力，永遠不會白費

許多人因工作而產生焦慮。從生存的角度來說，幾乎每個人都要工作。特別是現在這種競爭激烈的社會狀況，為了追求更美好的生活，人們會面臨工作方面的種種不順和困境，會遇到各種讓人感到壓力巨大的挑戰，於是自然而然會產生焦慮。

低效率焦慮

T女士經營一家中小型公司，因工作繁忙，有時會邊吃飯邊工作。她總覺得有做不完的事，根本沒有時間休息，丈夫也為此和她離婚。三歲的兒子由她來撫養，但因為沒時間照顧，就把兒子寄養在父母家中，久久才去探望一次。由於陪伴兒子的時間少，兒子對她很疏遠，而且父母也心懷不滿。她覺得十分疲憊、孤獨。雖然想陪伴家人，但她又不想放棄事業。面對這種狀況，她感到焦慮萬分，痛苦不堪。

在社會上，與T女士有相同情況的人不在少數，在工作的海洋中苦苦掙扎。但難道工作真的有多到會讓人面臨崩潰的境地？

其實，這是效率問題。一方面是沒有做好合理的安排，沒有有效利用時間；另一方面是自我控制能力比較弱或者缺乏工作積極性，容易被外界干擾。久而久之，不僅效率低下，也會因為無法完成工作導致焦慮感上升和缺乏自信心。對於T女士而言，更多的原因在於第一項。如果她能做出更加合理的時間安排，提高工作效率，就不會出現那種糟糕的境況。實在不行，她完全可以交給下屬。其實，不懂得放下也會導致低效率。

工作效率低的原因

・辦事拖拖拉拉

辦事拖拉會嚴重影響工作效率。這主要包括兩點：一是目標不夠清晰，不知該如何下手；二是本身就有拖延的壞習慣。

・無法分清楚輕重緩急

任何工作都有輕重緩急之分，有不同的完成期限。如果在無關緊要的工作上浪費太多時間，或者把不需要及時完成的工作安排在前面，必然會導致效率不高。

・做與工作無關的事

工作時，有人喜歡做些無關的事情，比如聊 Line 或滑臉書等，這些不良習慣都會影響工作效率。

・猶豫不決

做事之前總是優柔寡斷，拿不定主意，不知不覺中就會浪費很多時間，這種想得多、做得少的行為一定會導致效率低下。

提高工作效率的方法

了解了效率低的原因後，就要想辦法提高工作效率，從而消除低效率焦慮。

・想法清晰化

明確訂出想達到的具體目標，專心地去實現。要讓自己每天都有既定的實現目標，才能產生成就感，不至於覺得每天都有做不完的事。

・制訂實現目標的計畫

細心規劃各時期的進度，包括每小時、每日、每月的工作進度。只要按照計畫進度進行，做到心中有數，必然不會忙亂不堪，心生焦慮。

・決心把計畫進行到底

下決心將計畫堅持到底，不要理會障礙、批評或不利環境，以不懈的毅力和努力構築起自己的決心。

• 要區別對待工作，不必「一視同仁」

要鑒別工作的輕重，哪些需要費心，哪些則可以不必費太多心思，了解這些，可以讓我們完成更多的工作。

• 懂得放鬆和休息

休息好才能更好地工作。適當休息，讓心神得到安靜。閉目養神、多看綠色植物、聽音樂等，讓習慣了興奮和刺激的神經稍微放鬆一下，這樣就更能集中工作的精力。

失業焦慮

許多人失業後長時間找不到合適的工作，於是很容易患上焦慮症。工作對於一個人的意義非常大，一方面是經濟來源，另一方面是自我價值。從物質到精神上的雙重打擊，很容易讓人焦慮不堪。

我和老公從戀愛到現在，在一起兩年多了。

老公是溫柔體貼顧家男，但經濟條件一般。婚後，通過兩個人的努力，我們買了車子和房子，但他卻突然失業了。

一開始，他用各種手段隱瞞，問他薪水就用各種藉口欺騙，甚至偽造銀行通知讓我看。被揭穿後，他解釋是失業後怕我擔心，為了我好才不告訴我，但我介意的是他的撒謊和欺騙。其次，最近幾個月他變得很暴躁。除了會亂砸東西，還有自殺傾向。

我們還是有感情的，不想走上離婚的道路，但現在的情況讓我對老公及婚姻失去了信任。請問，我該怎麼辦才好？

失業的焦慮給一個人造成了如此大的困惑。為了不讓妻子發現自己失業，不惜欺騙作假。當謊言被戳穿，焦慮更加嚴重，脾氣暴躁，亂砸東西，甚至不惜用自殘、自殺威脅。其實失業並不可怕，可怕的是失去了再就業的勇氣。只要坦然面對「失業」，並根據自身情況積極尋找新工作，再就業的大門很快就會敞開。

具體來說，該如何克服失業的焦慮，找到一個自己比較滿意的工作職位呢？

避免消沉，轉移情緒

失業後，很多人會在自憐的深淵裡沉淪。逃避、消沉的行為只會讓自己更焦慮。要避免這種糟糕的情況，運動是一種非常不錯的方法。研究發現，運動能培養人的復原力，也會增加抗壓力，幫助轉移負面情緒。要知道，負面情緒會讓我們在找工作時喪失積極性。

向前看

面對失業的打擊，人們很容易沉溺於過去，以及那些應該及可能發生但並未發生的事。這樣做只會助長具有破壞力的情緒——引發憤怒、自憐和無力感。我們應該向前看。機會往往會被向前努力尋找的眼睛發現。

不要將失業視為失敗

失去工作讓人沮喪，但這並不全是我們的錯，不需要太針對自己。我們是誰不在於我們做了什麼，以前不，以後也永遠不是。心理學家馬汀・塞利格曼（Marty Seligman）的研究發現，在經歷任何形式的挫折後又取得成功的人，他們成功的最大決定因素是如何解讀這些挫折。如果我們將失業視作個人的不足或失敗的標誌，就會給自己重新尋找工作的信心造成巨大打擊。我們應該明白，我們是誰由自己定義，而不是我們的工作和某家公司是否雇用我們所決定。不要把它看成是針對我們個人的拒絕。如果在失去工作之後仍能保持積極和自信，那麼許多公司是樂意提供更好的工作機會的。

與積極的人在一起

情緒具有傳染性。身邊的人會影響我們對自己、自身處境及如何改善這一處境的看法，所以要注意與自己往來的人，不要與散發負能量的人聚在一起。那會浪費寶貴的時間和精力，對重返職場沒有任何好處。

我們要與積極、能激勵自己的人在一起，這樣才能增強我們重新找工作的信心。

把找工作當作一份工作來做

如果經濟條件許可，或許可以藉由這個機會好好休息一段時間。把找工作當作一份工作來做，給自己制訂一個求職計畫，列出目標和可管理的小步驟，然後安排好一天的優先事項，並有條理地安排時間。這會非常有助於儘快找到工作。

發掘自己的人際關係網

越多人知道我們想要什麼，就有越多人可以幫我們得到它。很多職位從來沒有刊登過招聘啟事，只通過口耳相傳和推薦來完成招聘。因此，我們可以充分發掘自己的人際關係網，聯繫自己認識的人，爭取他們的支援，讓他們介紹或聯繫任何可以幫助我們的人。無論做什麼，永遠都不要低估人際關係網的巨大作用。

幫助別人

提供別人善意的幫助會令我們感覺良好。科學家通過研究發現，善意的行為會和抗憂鬱藥物一樣，在大腦中產生一些令人「感覺良好」的化學物質。此外，花時間幫助別人時，會停止思考自己的問題，無形中減輕失業產生的心理壓力。同時，幫助別人也有可能獲得別人的幫助，如果運氣好，說不定對方會給予我們獲得工作的資訊或者機會。

工作倦怠

王先生四十多歲了，十幾年的高階主管經歷讓他感到非常疲憊。現在，他對自己的工作提不起一點興趣，每天只是機械地、枯燥地重複著同樣的事情。他經常感到莫名的焦慮，想給自己放個長假，把公司的事拋在腦後。就在這時，一個獵人頭找到了他，為他推薦了一份非常不錯的工作，薪水比現在多了一倍。考慮過後，他還是拒絕了這個邀約，原因是：新工作要求王先生帶領團隊，為公司開疆拓土。

王先生的這種狀態就是典型的「工作倦怠」。一般認為，工作倦怠是個體不能順利應對工作壓力時的一種極端反應，是個體伴隨長時期壓力體驗下而產生的情感、態度和行為的枯竭狀態。工作倦怠的表現是：工作方向不清、動力不夠。出現工作懈怠的年齡段大多在三五歲～四〇歲。

愛情有審美疲勞，再漂亮的美女，看久了也會成為「一般人」。工作其實也一樣，長期處在同一領域，每天接受大量相同的資訊，難免會產生厭煩的感覺以及心理上的疲勞，就會失去最初的新鮮感，感到枯燥乏味，進而引發工作倦怠症。

對很多人來說，對所從事的工作厭煩至極，想辭職不做，但由於經濟方面的壓力只能繼續下去，這極大地增加了內心的焦慮。

產生「工作倦怠」的原因

・主觀原因

1.長期累積的工作壓力或挫折打擊。

在職場中，處於三十五歲左右的人大部分經過多年打拼，於事業上小有成就，在一定程度上「位高權重」。但同時，面臨的壓力也日漸加大，比如突破瓶頸的壓力、不斷湧現的新人對「高位」的衝擊等。面對這種情況，一些心理脆弱的「職場老人」便會抱著嚴防死守的心態，許多事情親力親為，或將所有事情攬在自己身中，打亂了原本果斷有序的工作節奏，造成工作上的不順利，因而產生不同程度的挫折和打擊，降低自信，開始懷疑自身的能力。面對困境，人往往會不斷為自己的失敗和工作不力找藉口，隨之便產生疲乏和焦慮。

2.攀比心態。

三十五歲～四十歲的職場人士，往往會期望得到比其他人更高的待遇。工作時間長了，工作夥伴、合作夥伴甚至競爭對手之間的交流、對比也會增加。當看到經歷和能力與自己相似的人職高薪厚，往往會覺得沒面子，因而失去了平常心，抱怨越來越多，心態逐漸由波動發展到焦慮，最後完全失去了工作熱情。

3.難以適應變化，出現發展瓶頸。

如今社會發展變化非常快，很多知識、技能相應地也會加速更新。這就要求職場人士快速做出變化和提升，以適應社會的發展和工作的新要求。然而，做出改變對許多人來說並不容易，於是就出現了工作發展的瓶頸。特別是一些以前業績優秀的員工，一方面還沉浸在過去中，另一方面卻要面對能力無法提升、工作力不從心的落差與困惑。面對過去的輝煌業績和現在的發展瓶頸以及社會和家庭的多重壓力，難免會感到心裡糾結、身心俱疲。

・客觀原因

1.工作內容重複。

每天面對相同的工作內容，用同一種模式思考、同一種方法處理問題，都會感到枯燥無味，漸漸失去成就感。即使企業發展對員工工作能力的要求不斷提高，但缺乏正確的引導，員工就會失去提升專業水準的動力，導致厭倦工作。另外，如果長期從事自己能力過剩的工作，也會使人心生厭倦。

2.管理的負面因素和遺留問題的影響。

企業的管理問題往往會給員工造成很大的影響。像是因溝通不良及認知上的差異，員工逐漸認為公司的制度不利於自己發展；上司的某些處事原則、行為作風使自己的工作環境越來越差，而且看不到改善的跡象。這些管理方面的負面因素、遺留問題和衝突長期得不到解決，就會讓員工對企業、部門、上司的信賴度逐漸降低，從而對自己的職業選擇產生懷疑，而懷疑長期得不到緩解和滿足必然引發心理失衡，造成焦慮或憂鬱情緒。

如何緩解工作倦怠

1.轉換思考方式，尋找工作中的「新鮮點」。

換位思考，就會產生不同的看法和情緒。處在工作倦怠期時，應該多去注意工作的優點，多挖掘工作的意義，發現新的挑戰，從而尋找工作的樂趣。新的樂趣可以降低每天面對大批量重複資訊的厭倦感，喚起對工作的熱情。

2.及時傾訴。

當自覺陷入了工作倦怠的狀態，不妨向家人、朋友或同事傾訴，及時說出心裡的消極情感（如焦慮、憤怒、恐懼、挫折等）。當中或許可以聽到不同觀點，即便不能給我們建議，也可以在心理上獲得一些安慰，舒緩我們的壓力和緊張情緒。

3.心理暗示。

其實，大部分時候的疲勞、無趣並不是因為工作，而是因為憂慮、緊張或不快的情緒。要改變這種狀況，可以嘗試著「**假裝**」對工作充滿熱情和興趣，微笑著去接每一通電話、在上司通知週末加班時從內心叫一聲「太好了」、每天早上都給自己打打氣……千萬不要認為這是很蠢的事，這是心理學上非常重要的「**心理暗示**」。

只要能做好以上幾點，就能有效緩解工作焦慮，及時走出工作倦怠期。

下面是一份測試工作倦怠程度的量表，可以對自己的情況進行測試。

MBI—GS 工作倦怠量表	
該量表是由美國社會心理學家Maslach和Jaskson聯合開發，包含3個方面：情緒衰竭、玩世不恭和成就感低落。該量表在問世之後得到了廣泛的應用和檢驗，已經被證明具有良好的內部一致性信度、再測信度、結構效度、構想效度等，適用於16歲以上各個行業的所有人群。	
一般情況（如果您方便，請如實填寫，請在□下畫√）	
1.年齡：□20～30歲　□31～40歲　□41歲以上	
2.性別：□男　□女　□其他	
3.婚姻狀況：□已婚　□未婚　□離異	
4.教育程度：□國小及以下　□國中　□高中　□大學以上	
5.工作年限：□5年以下　□6～10年　□11～20年　□21年以上	
請您根據自己的感受和體會，判斷它們在您所在的單位或者您身上發生的頻率，並在合適的數位上畫圈。 0—從不；1—極少，一年幾次或更少；2—偶爾，一個月一次或者更少；3—經常，一個月幾次；4—頻繁，每星期一次；5—非常頻繁，一星期幾次；6—每天。	
情緒衰竭（該題組的得分=所有題目的得分相加/5）	
1. 工作讓我感覺身心疲憊。	0　1　2　3　4　5　6
2. 下班的時候我感到精疲力竭。	0　1　2　3　4　5　6
3. 早晨起床不得不去面對一天的工作時，我感覺非常累。	0　1　2　3　4　5　6
4. 整天工作對我來說確實壓力很大。	0　1　2　3　4　5　6
5. 工作讓我有快要崩潰的感覺。	0　1　2　3　4　5　6
玩世不恭（該題組的得分=所有題目的得分相加/4）	
1. 自從開始做這份工作，我對工作越來越不感興趣。	0　1　2　3　4　5　6
2. 我對工作不像以前那樣熱心。	0　1　2　3　4　5　6
3. 我懷疑自己所做工作的意義。	0　1　2　3　4　5　6
4. 我越來越不關心自己所做工作是否有貢獻。	0　1　2　3　4　5　6

成就感低落（該題組的得分=反向計分後，所有題目的得分相加/6）	
1. 我能有效解決工作中出現的問題（反向計分）。	0 1 2 3 4 5 6
2. 我覺得我在為公司做有用的貢獻（反向計分）。	0 1 2 3 4 5 6
3. 在我看來，我擅長於自己的工作（反向計分）。	0 1 2 3 4 5 6
4. 當完成工作上的一些事，我感到非常高興（反向計分）。	0 1 2 3 4 5 6
5. 我完成了很多有價值的工作（反向計分）。	0 1 2 3 4 5 6
6. 我相信自己能有效完成各項工作（反向計分）。	0 1 2 3 4 5 6
得分在 50 分以下者，工作狀態良好； 得分在 50～75 分者，存在一定程度的職業倦怠，需進行自我心理調節； 得分在 75～100 分者，建議休假，離開工作崗位一段時間進行調整； 得分在 100 分以上者，建議諮詢心理醫生，或辭職、換個工作，這樣或許會更有益。	

假期症候群

長假結束了，很多人並未因休假而精神飽滿，反而還出現了「假期症候群」。

智聯招聘曾經做過一項五千人參與的調查，當問及「長假過後，你是否有上班恐懼症」，有48．1％的人表示有此症狀，這一比例接近半數。由此可見，節後上班成為讓白領們焦慮的事情。

從心理學上來說，為應付緊張的工作壓力，身體跟心靈會建立相應的心理模式，使人能適應緊張的生活和工作，如果突然停下來，面對寬鬆無事的環境就會出現不適應的現象，產生失落感。過幾天後，便會進入享受鬆弛的狀態。當假期結束，節後鬆弛的心理狀態又要調整到高度緊張的心理模式，再度適應緊張的工作環境，這必然會讓人感到焦慮，出現「假期症候群」。

人從放鬆休閒進入緊張有序的狀態，出現心理落差及身體不適是正常反應，這並非一種疾病，而是一種可以理解的負面情緒。關鍵是要及時清除這些負面情緒，緩解焦慮，儘快以飽滿的精神狀態投入到工作中去。

那麼，應該如何應對「假期症候群」呢？

要學會收心

抓緊時間「收心」，調整生活作息，將心力和心態都調整回工作上去。首先要調整生理時鐘。長假玩樂過度、通宵，打亂了人體正常的生理時鐘，造成「睡眠紊亂」。我們可通過休息或是補充營養來調整生物鐘。確保有睡眠時間足夠，並積極運動，讓心跳加快並出汗。還可以在上班前沖澡，可有效消除疲勞。

有意識地給自己施壓

開工後要做好工作計畫和時間安排，一天中要做幾件重要的事情，把精力放在這些事情上。如果能更多地關注這些事情，就會慢慢恢復到正常的工作狀態。給自己多一些壓力，讓較大一點的壓力帶我們進入到工作狀態中去。雖然壓力會讓人感到不舒服，但是可以讓人忙起來，從而快速恢復以往的工作狀態。

心理過敏

生活中，我們會遇到酒精過敏、藥物過敏、花粉過敏的人。但還有一種過敏叫心理過敏。

心理過敏是指某一特殊生活事件引起了異常的心理反應，以後當遇到類似的生活事件，就會出現與過去相同的異常心理反應。心理過敏大多是對事物思慮過多所引起，其結果會使一些簡單的事情複雜化。具有這種心理的人往往會因為別人不經意的一個眼神、一個手勢或者一句話，而產生過分的恐慌與不安。

我是一個特別敏感的人，很在乎別人說的話。雖然害怕與人交流，但內心又渴望跟別人交談。由於發生過一些事情，我現在變得更加悲觀、自卑、憂鬱，覺得自己什麼都不如別人，這已經嚴重影響了我的身體健康。

患者由於心理過敏給自己帶來了諸多的困擾和痛苦。心理過敏的特徵就是想太多，過分誇大自己想像的負面事情。在這個過程中，心理過敏的人由於缺乏自信，又特別在乎別人的看法，希望能留下完美的形象，從而過分在意自己的行為後果，不自覺誇大了失誤造成的損失；或者具有過分敏感的自尊，常把他人的好意當成針對自己的攻擊。在腦中有一個嚴陣以待的防衛機制，神經過於敏感。這種敏感的神經常會牽制我們的思考模式，甚至損害身體健康。

心理醫師曾以大學生做了一個實驗。實驗分成兩組：一組學生的心理敏感度較高，另一組學生的心理敏感度正常。實驗者要求他們一律蒙上眼睛，去完成「電流急急棒」。對於所有受試者來說，這都是一個新的學習任務，而且受試者過去的經驗不僅對他們沒有幫助，反而是一種障礙，必須具有隨機應變的能力。

心理敏感度正常的受試者，往往會設想只要練習幾次就能成功，即使失敗了，也只會認為自己不善於做這類問題而已。反觀心理敏感度較高的受試者，由於缺乏自身的價值感，對自己有能力處理這類問題的信心本來就不足，當慣用的視覺被剝奪，不得不依靠隨機應變的技能時，就會感到非常恐慌，並因此出現許多不應有的錯誤。

心理過敏是一種心理疾病，如果長期累積，容易誘發各種疾病，對人體造成不可估量的損傷。那麼，怎樣才能預防和改變這種狀況呢？

正確認識自己

要知道，我們每一個人都是不可替代的，也沒有一個人能事事優秀。因此，我們要有寬大的胸懷，敢於公開自己的優缺點，要有「走自己的路，讓別人去說」的勇氣，而不是盡力去掩飾一切。

自我調適，降低期望

心理過敏是心病，心病要用心藥來醫。這個心藥就是降低期望值，把自己看成一個普通人，融入親朋好友中，開闊心胸，在真誠和平等中解放自己，快樂生活。

加強溝通，排除陰影

既然心理過敏的人總愛以「想當然」的方式去觀察世界，從而給自己增加心理負擔，那麼主動和相關當事人進行溝通和交流，獲取現實的資訊，排解掉自以為是的心理陰影，就顯得尤為重要。

不抱偏見

抱有偏見時，往往難以發現生活中的真善美。所以，想法跟別人不一樣時，首先要摒除出於敏感而產生的偏見，使換位思考的方式，調查猜疑與事實是否相符，也許問題就在調查與思考的過程中解決了。

培養興趣，提升自己

適當培養興趣，參加一些有益身心的娛樂活動，不僅可以增進人際交往，改正偏執的心理，還可以提升自信。

心理過敏是過分注重生活細節，反而被細節所傷。我們常會忽略工作和生活中的許多細節，忽略有時是身體自我保護機制的一部分，是一種心理緩衝劑。古語道：「水至清則無魚」。如果我們過分注重水的清澈，反而對生存不利。因此，在工作和生活中，應該學會在排斥異物的同時與其共處，而且要處得愉快，這樣工作才會輕鬆，不會在焦慮的痛苦中掙扎。

過度追求完美

在工作過程中，追求完美是一種值得被提倡的品德。但是，如果不看清現實情況，把標準定得過高，過度追求完美，往往會給自己造成巨大的困擾，產生不必要的焦慮。

完美主義產生的焦慮在本質上來說是對自我的不接納，不允許自己有陰影，只能有光明面和優秀的一面。其目的是讓自己變得更理想、更強大，有一個美好的自我形象。比如，職場上有些人會刻意表現自己，「要讓老闆看到我最好的一面」「要讓老闆認為我是最優秀的員工」。如果讓老闆看到了不好的一面，就會變得焦躁不安。

《好心情手冊》（*The Feeling Good Handbook*）的作者大衛・柏恩斯（David Burns）從超過三・五萬的諮詢談話中了解到，凡事追求完美，必然會破壞快樂和生產率。他認為，以健康的方式追求卓越和神經質的完美主義是兩碼事。在極端情況下，完美主義會變成一種失調病症。

所以，我們要提倡以健康的方式追求卓越，避免以極端的方式追求完美。英國前首相邱吉爾說過：「完美主義等於癱瘓。」這句話很精闢地闡明了完美主義者的害處。具體來說，過度追求完美的害處有以下三點：

降低工作效率，增加做事成本

與過度追求完美的人合作很痛苦，無論他是我們的上司、同事，還是合作夥伴。

過度追求完美的人，定是非常苛刻、挑剔。他對自己如此，對別人也不例外。一個過度追求完美的上司，會因為一個無傷大雅的小瑕疵而勃然大怒，為了達到完美的效果，一再推遲「最後期限」，最終讓整個團隊失信於人；會在下屬費了許多心力、進行無數次改進之後，才勉強點頭，還流露出一副不滿的神情，整個工作團隊得不到肯定，每位成員都為自己達不到要求而懷疑自己無能。

如果同事或合作夥伴過度追求完美，則容易不顧他人的時間安排。這其實是自私的表現。容易變成不受歡迎的合作對象。

過度追求完美，必定會降低效率，在一定程度上耽誤工作，增加工作成本。

所以在條件允許的範圍內，追求適度的完美才是最正確的選擇。

帶給自己巨大的困擾和折磨

心理學家表示，過度追求完美其實是一種自我強求，是對不可能達到境界的一種強求。它只追求結果，不在乎過程。所以，完美主義者身上所折射出來的，就是為了結果而沒完沒了地自我折磨。

網易（網際網路科技公司）公開課幸福講堂講師、哈佛教授塔爾・班夏哈（Tal Ben-Shahar）曾說過：**「完美主義其實是一種對失敗的失能性恐懼。」**「失能」是因為害怕失敗而徘徊不前的畏懼，尤其是在他在意的事情上，會保持某種執著的態度。他認為，完美主義者有較強的自衛性，害怕他人視自己為失敗者，他們渴望通過捷徑獲得成功，世界對他們來說，總是非黑即白。

給人際交往造成困難

世界上從來不存在「完美」的標準，所以就有了「金無足赤，人無完人」這句話。誠然，追求完美是一種積極的人生態度，是對自己提出的更高要求。但是對於事情的結果，對於一起相處的人，則不要苛求完美，否則就會像水中撈月一樣讓人失望。沒有人會喜歡和一個非常挑剔、什麼都要求十全十美的人交往。

想想我們的朋友或另一半，是不是都因為有一些小毛病而顯得更真實可愛呢？這些缺點我們形成互補，從而達到一種微妙的平衡，讓我們在處理友情或者親密關係的時候才能學會包容。如果沒有一絲缺點，就會讓人感到敬畏而不敢接近，讓人很難用平等的心態維繫彼此的關係，而平等正是友誼乃至婚戀的基石。沒有平等的心態，就無法真正參與彼此的生活和成長，這種關係將很難長期維持。

過度的完美往往會成為一種沉重的負擔。這個世界上沒有人完美無缺，與其把自己放在完美的神壇上，時時擔心暴露不完美的一面，倒不如接受自己的不完美，正確認識到自己並非無所不能、會犯錯。這樣才能使緊繃的神經放鬆，讓疲憊的身心得到休整。

所以不管是工作，還是待人接物，固然要盡己所能，做到最好，但也不需太過苛求。當一個人為了追逐幸福的尾巴而不顧一切，反而會因為以偏概全，離幸福更加遙遠。

一個人的能力是有限的，要允許自己有所不能，有所不為。如此一來，才能遠離焦慮，獲得平安和快樂。

升職焦慮

升職是大多數人的目標。升職意味著加薪、被認可，有更好的前途。於是，是否能升職，對人們的正常工作情緒造成了很大的影響，有些人甚至出現了「升職焦慮症」。

追求升職是上進的表現，但如果太在意這件事，甚至因此而焦慮，嚴重影響正常的工作和生活就不對了。

現在大多數的人都有一種根深蒂固的觀念：如果想過上好日子，就必須在進入職場後努力向上爬，當上主管。這種觀念本身就會讓我們產生壓力。

這類人群心情通常都很壓抑，他們有出色的工作能力，業績非凡，人緣也不錯，且任勞任怨。可每次人員變動時，幸運之神都不眷顧他們。其實，這種焦慮很正常。在職場中遇到這種情況時，很多人都想不通：到底是為什麼？我這麼努力，還有哪裡做得不好嗎？老闆是怎麼想的？相信很多人在遇到這種情況時，腦中都會浮現這些問題。這時最好與老闆真誠地溝通一下，解決內心的疑問。但如果溝通後，上司從來沒考慮過自己的升職計畫，那就可以跳槽，尋找可以發揮自己能力的舞臺來展現自己。

有些人是因為沒有升職而焦慮，有些人則是因為升了職而焦慮。例如以下的案例。

安東尼是一家公司的行銷經理，因優異的業績和能力，被提拔到了董事會，並將擔任下一任首席執行官。幾天後，他首次出席了公司的董事會會議，看到一張張熟悉的面孔向他表示祝賀。但不知道為什麼，他就是聽不到任何聲音——似乎有一扇玻璃窗將他和大家隔開了。

會議開始不久後，他便感到頭暈目眩，心跳加速。接著，他被緊張和不安徹底吞沒。他急忙起身到外面呼吸空氣後才好轉。

隔天他向一位同事說了之前發生的事情。一開始，他覺得很有信心，但當他走向會議室，便開始惶恐，覺得每個人都對他懷有期待——他很清楚自己應該做什麼、說什麼。因為擔心自己無法控制驚恐的感覺，所以他迅速逃離了會議室。後來，他終於弄清楚原因。他上一次出現這種恐慌的感覺，是在十五年前父親去世的時候。當時，他不知道自己應該做什麼，可他面對的是家人對他的期待。他強壓著悲痛，儘管內心充滿了恐慌，可依然佯裝自己很清楚該做什麼。

很顯然，這個新角色激起了他同樣的焦慮感，而這種焦慮感則啟動了他過去經歷的那個未曾得到消解的深切感受。值得慶倖的是，患者恢復了平靜，並在新角色中取得了成功。

然而，有些新晉升的主管則沒有安東尼那麼幸運，成了焦慮的犧牲品，就在他們應該平步青雲的時候，焦慮卻讓他們偏離了軌道。

那麼，我們應該如何應對這種晉升焦慮呢？

・儘快熟悉新職位，樹立起扮演好新角色的信心

當然，新問題、新麻煩一定不會少，關鍵是要有信心能做好工作。

・充分利用下屬

我們的主要目標是組織下屬一起完成任務，而不是靠自己一個人去奮戰。只要充分發揮下屬的特長，協調好各種關係，就沒必要為晉升後遇到新問題而焦慮。

・獲得上司的幫助

任何時候，上司都是自己強而有力的支持者，他提拔了我們，也就意味著他願意做我們的教練和老師，會給我們必要的支援和建議。如果感到新工作的壓力並為此焦慮時，我們可以和上司交流，並請他提供一些建議。

如果能做到這些，想必晉升的焦慮將會離我們而去。

跳槽焦慮

職場上，有些人會頻繁跳槽。這類人總是覺得「我能找到更好的工作。」但並不是每一個人都能通過跳槽找到更好的工作，有許多人由於盲目行動，結果越跳越不好。懷念以前工作的人不在少數，而他們的懊惱和焦慮可想而知。

一家著名的職業諮詢機構通過研究發現，有「跳槽焦慮症」的人不在少數，尤其是工作了兩、三年的年輕白領，是「跳槽焦慮症」的高發群體。

「跳槽焦慮症」的誘發「病因」很多，主要包括以下三點。

追求快速回報

在為跳槽而焦慮的人群中，大部分人是因為對工作現狀不滿。工作幾年之後，認為自己已經有了相當的價值，能力、經驗、貢獻都達到了一定的水準，而自己的職位、薪水卻沒有達到理想狀態。於是，他們開始尋找「更高的山頭」。只要有機會，他們就會果斷行動；如果機會遲遲不來，就會焦慮不堪。

激情有餘，理性不足

「跳槽焦慮症」的高發群體是工作了兩、三年的都市白領。當中大部分人未婚，沒有來自家庭的負擔和責任，因此更願意去冒險。但是，光有激情無法成功，重要的是要有良好的職業規劃。有一家職業諮詢機構曾經做過調查，發現至少有六成以上跳槽者比較盲目，缺乏嚴謹的規劃。而跳槽結果往往是失敗的，失敗導致跳槽者焦慮更甚，於是又急忙尋找下一份工作，如此進入惡性循環。

想要快速壯大自己

還有一些人，他們頻繁跳槽的目的在於充實經歷，壯大自己的實力。這類人認為，涉及的職位多、行業多就是有實力的表現，在越多公司工作過，就越能證明自己有能力。因此，他們不喜歡在一家公司待太長時間，每到一個地方工作不久就想跳槽。而這樣沒有方向和缺乏職業規劃的胡亂跳槽，最終是弊大於利。

所以，當有了跳槽的念頭，一定要先想好，究竟怎樣的路適合自己，跳槽是否有利於個人職業生涯的下一步發展。

一個人要想在職場上有所成長，就要從階梯的最低階拾級而上，一步一步往上走，不能急功近利。我們應及早對自己的職業做好規劃，確認一個目標，靜下心來不斷努力工作，一步步向著目標前進。

Chapter 6

婚姻家庭焦慮：殿堂還是墳墓，關鍵在於經營

執子之手，與子偕老。人人都嚮往美好的愛情和婚姻，但在現實生活中，情況複雜許多，焦慮也就由此而生。其實，婚姻家庭需要共同努力和用心經營，才能使幸福長久。

相親恐懼症

現代社會工作和生活的節奏越來越快，導致很多青年男女把自己封閉在特定的圈子裡，很難有時間和機會談戀愛，所以老大不小了還單身。急壞的父母紛紛張羅著給孩子找對象、相親。雖然出發點是基於關心，但長輩「逼」孩子「相親」多次後，不但沒成功，反而讓孩子患上了相親恐懼症。

相親恐懼症是指對相親由厭煩、厭惡轉變為害怕和恐懼，進而產生嚴重抗拒的一種精神疾病。

該症符合恐懼症的一般症狀，是以焦慮、恐懼症狀為主要臨床表現的神經症。當事人極力回避所害怕的處境，雖然自己也知道害怕不

應該或不合理，卻無法阻止恐懼發作。

其實，大部分的人並非有意抗拒婚姻，而是沒做好結婚的準備。而相親的方式有時又顯得過於功利，會讓人內心產生某種不好的心理，覺得尷尬。由此，不少適婚男女便對相便有了抵觸與恐懼心理。

具體來說，相親恐懼症產生的原因大致有以下三個：

1.性格內向的人可能排斥一切社交活動，包括相親。

2.屢次相親失敗，導致自信心不足，又刻意想給人留下好印象，以「成敗在此一舉」的心態去相親。

3.長輩的嘮叨或是粗暴干涉會給相親者留下心理陰影，使人易患上相親恐懼症。

如果能採取恰當的措施，就完全可以避免相親恐懼症。

端正相親的態度，不要太在意

其實，相親是一件很簡單的事，但有的人還沒開始相親，就已經背上了沉重的思想包袱和巨大的心理壓力。為什麼不把相親當成認識異性朋友的一種方式與手段呢？當放下那些沒必要的顧慮，輕鬆出席相親場合，並把相親對象當成一個新朋友，找一些共同話題來聊，也許相親就不會出現尷尬與冷場的狀況。

不要在意結果，享受過程

很多人的功利心比較重，在感情方面也是如此。因此會非常在乎相親的結果。其實，如果彼此看對眼，相處自在，那麼皆大歡喜；萬一結果不盡如人意，也無需掛懷。最重要的是享受相親的過程。

直接拒絕

如果內心的確還沒有結婚的打算，請直接拒絕，沒必要為難自己。當然，在說服父母的前提下，要先說服自己。明白自己想要一份什麼樣的感情。是只戀愛不結婚，還是渴望婚姻，或是現階段還沒有做好步入婚姻的準備。如果決定這輩子就一個人過，就要做好一個人過一輩子的準備；如果想要婚姻，就應該做好謀劃、準備，包括經濟、精神、身體等各個方面。

單身焦慮

對於大齡青年而言，出現單身焦慮很正常。畢竟婚姻是人生大事，如果長期單身，總有人會著急。

我們來看一下下面這個案例。

我今年三十七歲了，但是感情之路並不順利，有過幾段感情，但都沒能步上禮堂。同齡朋友的孩子都已經上學了，而我卻還在單身，這讓我很焦慮。

我沒有不良嗜好，但就是感情上特別不順。年輕時單戀一個女孩，然而四年的努力卻只換來拒絕。之後經歷過幾段不長的感情，最後都失敗了。之前介紹女朋友給我的人還挺多的，我不太擔心，但從今年開始，突然就沒有了，而我也因此變得焦慮不已。

目前正和過年前認識的女性談戀愛，但她不是我喜歡的類型，雖說交往一年，但也沒見過幾次面。想放棄又覺得不甘心，的處境很是尷尬。

對有些人來說，快到中年還沒有結婚是個煩惱。自我的壓力、世俗的壓力，這些都是焦慮的根源。

其實，從心理學的角度來說，單身焦慮的內因可以從兩個方面來解釋：一方面是看到別人成雙成對，自己卻形單影隻，這種對比讓人覺得不甘心，心理不太平衡；另一方面是挫敗和失望——找對象、結婚這種事情明明並不是特別難，而且絕大多數人都完成了，但自己卻成了個例外。

這兩方面的內因歸根結底是掌控感的缺失。掌控感是人最基本的需求，沒有了掌控感，人就會慌亂、焦慮、害怕。單身焦慮就是一個人因為覺得在結婚這件事上失控了，無法解決，從而產生的負面情緒。這時，有的人會被情緒打敗，自暴自棄。為了克服這種情緒，很多人喜歡把原因歸結於外在條件，比如「還沒有遇到對的人」「好對像太少」「沒有眼緣」等。這樣的自我說服，是將不可控因素和自己的掌控感剝離開，從而在失望的情況下依然對自己抱有信心。

但是這樣的思考方式，反而是在進一步剝奪自己的掌控感，因為問題的解決最後都歸結於概率、運氣，這將會使自己更加感到無能為力。這種方式只能帶來一時的心理安慰，久而久之會使自己承受更多的心理負擔。隨著年齡的不斷增長，結婚的概率看似越來越小，焦慮的情緒自然會越來越多，進入惡性循環當中。

所以，我們要儘量增強自己的掌控感，才能走出單身焦慮。

增加對脫單問題的掌控感

要解決脫單問題就必須先清楚認識這個問題。我們來看一下下面九個問題：

1. 目前你是否清楚知道找不到伴侶，長期單身的障礙？
2. 是否有足夠的管道認識異性，或是有未嘗試的管道？

3. 在社交場合中是否懂得和他人交流？

4. 和別人交流的過程是否自然、愉快，給對方留下良好的印象？

5. 是否懂得打扮自己？

6. 是否善於判斷各種類型的人？

7. 是否清楚什麼樣的人吸引你，什麼樣的人適合你？

8. 期望從伴侶身上獲得什麼？是否知道怎樣將關係推進，最終進入戀情？

對於前七個問題，如果你的回答是「否」，當然就要想辦法解決這些問題；對於第八個問題，則必須要有一個明確清晰的答案。這些問題解決後，也能解決單身焦慮。

增加生活總體上的掌控感

可以通過增強對生活其他方面的掌控感，來補償在感情上的無力感。增強生活其他方面的掌控感之後，當情感方面的壓力降臨，就會有更強大的抗壓力。而且，當習慣了一切由自己決定、自己承擔，感情問題可能就只是生活中的一件小事罷了。

戀愛焦慮

「焦慮和愛幾乎是孿生的。戀愛的時候，又怎麼能全是歡樂？情緒忽高忽低，瑣碎無比。所以它才異常珍貴。愛情本來就是奢侈品，得到的人焦慮，得不到的人也焦慮。」

戀愛焦慮可以用一句話來總結——愛並痛苦著。一個人如果陷得很深，就會出現戀愛依賴，完全離不開對方，而且會變得非常敏感，對方的一舉一動都會成為情感波動的誘因。

在戀愛的過程中，我需要對方不斷證明他愛我。對方很黏我或者表現出離不開我，才會感到安心。對方沒有立即回我的訊息，就覺得他不愛我或者不在乎我。如果對方說出我的缺點或者吵架了，我就會認為對方不再像以前那樣愛我。他和其他女性相處得很好，我就會想他會不會背叛我。要命的是，我還覺得付出太多對方會不珍惜。想對他好時，我會不斷告訴自己不要這樣，不然他會得寸進尺，不珍惜自己。

我很想信任他，但是更怕被欺騙，我知道這樣很不好，不僅影響自己，更會影響感情，時間一長，他肯定也受不了。可是，我就是控制不住自己。

上面案例中這個女孩的戀愛焦慮，從心理學的角度來說，應該是一種「恐愛」的表現。**她缺乏愛的安全感，從而出現多疑、不信任、黏人等行為。**

心理學家艾比蓋・布琳娜（Abigail Brenner）認為，人們對愛的恐懼往往基於以下六個原因。

真正的愛使人脆弱

愛不僅包含了浪漫的激情，更包含了妥協甚至犧牲，也包含了對單身時個人習慣的顛覆。一段全新的、認真的關係，意味著兩個人要在未知的旅程中開拓出一個彼此共用的領域。這片領域龐大而難以預測，會激發每個人對於「未知」與生俱來的恐懼。墜入愛河，同時意味著承受巨大的風險，需要給予對方極大的信任，接受對方的影響，這些都使我們變得脆弱。這時，內心的防禦心理就會受到挑戰。

愛是不平等

在現實的愛情中，雙方是很難對等的。

一些人害怕「自己愛對方勝於對方愛自己」，擔心會陷入一種被動的狀態；另一些人害怕「伴侶愛我勝過愛自己」，擔心與對方在一起後，自己的感情無法更進一步，從而滿足不了對方的預期，使對方受傷。

對感情不對等的擔心，會給我們造成困擾，阻礙情感的自然發展。

愛會挑戰人們舊有的自我認知

許多人都會懷疑自我的價值，內心總有一個聲音會說：「你一文不值，不值得被愛，不配得到幸福。」

這個聲音可能來源於我們童年時痛苦的經歷、早年父母嚴厲的教養、過去感情中受到的拋棄和創傷等。儘管時間流逝，這些負面念頭卻深深刻在了我們腦海裡，成為阻礙親密關係的因素。

這時，假如有人想要親近我們，就容易感到局促不安，甚至想要逃走。會不自覺表現出防禦的態度——因為他們的愛意和舉動，挑戰了我們的自我認知，誘發了以前的痛苦體驗。

快樂總伴隨傷痛

很少有人會意識到，愛和親密關係是一種變革的力量。愛把兩個人聚在一起，共用彼此的人生，一起面對許多複雜的問題。我們一方面能感受到愛情帶來的快樂，另一方面也能預感到未來可能出現的困難和痛苦。

因為過於擔心可能痛苦，於是開始變得猶豫不決，因此也拒絕完全投入這份感情。

愛會破壞與原生家庭的聯繫

愛情是成長的標誌。它表示我們以一種獨立自主的方式開展自己的生活，同時也意味著與原生家庭的分離。就像改變舊的自我認知一樣，這並不只是身體上的分離，也不是字面意義上的放棄，而是在情感層面上的獨立——這讓很多人感到排斥和抗拒，或者讓父母感到抗拒而給孩子許多阻礙。

害怕失去

一個人對我們越重要，就越害怕失去他，這是人之常情。因此，一旦墜入愛河，我們不但要擔憂失去對方，還會感受到自己生命的短暫。為了戰勝這種恐懼，有相當一部分人會為一些表面的理由「找碴」，甚至做出一些極端的決定，比如放棄這段感情。

心理學家艾比蓋・布琳娜很好地解釋了戀愛焦慮的深層次原因。認識這些原因後，就能儘快走出戀愛焦慮，以正常的心態去對待戀愛。

恐婚

「恐婚」是指社會中一些人，尤其是適婚年齡的年輕人因為各種原因，排斥或逃避婚姻。對婚姻的恐懼從古至今一直都存在，尤其是在高速發展的今天，「恐婚」更像流行病一樣，「傳染」給不少都市男女。

「恐婚」現象是如今未婚人群中普遍存在的一種心理現象，它多發生於二十五～三十歲這個年齡層，以三十歲上下且收入較高、戀愛時間較長的白領尤為嚴重。

關於「恐婚」的理由，從大的方面來說，有一定的社會因素。**當一個社會發展到欲望大肆「繁殖」的階段，人們對於幸福的安全感也隨之降低。當情感關係變得不那麼穩定，人們便會開始害怕「確立關係」。**

從小方面來說，每個人的經歷、心理、性格、認知都不盡相同，所以「恐婚」的理由也各不相同，而且男女有別。

女性「恐婚」的理由

女性「恐婚」大多是因為理想主義，期待一種完美的婚姻生活，現實卻往往讓她們失望。對於婚姻，大多沒有想過是怎麼回事，對於儀式的嚮往遠遠超過結果。也就是說，她們所謂的想結婚，只是想要「結婚」的神聖儀式感，而不是之後的婚姻生活。一旦提到婚姻生活，往往會呈現出一副恐慌的表情。對婚後生活有太多擔心，比如與公婆及其他家庭成員關係的處理和協調、不會做家務、別人對自己的挑剔等等。

男性「恐婚」的理由

男性對婚姻的焦慮是懷疑自己承擔起家庭重擔的能力，主要考慮的是自己在家庭中的責任。**因此男性「恐婚」的病源主要是「放大」了生活的壓力**，在考慮過婚後的經濟責任、家務負擔、伴侶的忠誠等之後，他們對婚姻顯得誠惶誠恐。另外，有些男性喜歡無拘無束的生活，害怕婚姻會成為困住自己的籠子；有些人則以事業為重，擔心結婚會影響自己的事業或工作。於是，許多男人寧可採取其他方式和女朋友在一起，也不談婚論嫁。

謹慎對待婚姻的想法是對的，但因為謹慎而放棄婚姻是不可取的。如果不去嘗試，怎麼能體會到婚姻帶來的快樂呢？

克服「恐婚」的方法

・心理預期要合理

每個人都想要更美好的生活，但這個願望要建立在現實的基礎上。有的女孩把有車有房當成結婚條件，這樣男方必然會感受到巨大的心理壓力。因此結婚的排場、條件要根據雙方財力的承受範圍來確定，不能好高鶩遠。

・多溝通交流

戀愛是兩個人的事，結婚卻是兩家人的事。本來毫無交集的兩個家庭，忽然要用親密的方式相處，當然會帶來種種問題。地域、文化差異越大，衝突可能就越多，這就要求兩家人用最大的善意來對待對方，多溝通、交流，把問題都擺在桌面上來。如果是個人有結婚的心理障礙，也要和信任的人多溝通或者求助專業人士來克服恐婚。

・妥協讓步

婚姻需要妥協，結婚則是妥協的開始。對於兩個相愛的人來說，所有事情都應該開誠佈公地來商量，誰有道理聽誰的，如果是無所謂的事情，主動讓步是最好的選擇。其實，妥協讓步並不代表膽怯，而是真正的大智慧。

猜疑焦慮

段毅和妻子是大學同學。畢業後，段毅在政府部門工作，妻子則在一家大型國營企業擔任會計。婚後二十年來，他們兩人的感情一直不錯。

直到四個月前，妻子想利用業餘時間去學習社交舞，並勸他一起去學，但他沒興趣，所以拒絕了。沒想到，妻子這一學就不可收拾，他下班回家只能吃冷菜剩飯。因為兒子在學校寄宿，妻子經常外出跳舞，他只能一個人對著電視機發呆。一週下來，妻子臉上的紅暈和笑容越來越多，而段毅的心情卻一天比一天差，焦慮不已。

一天，妻子要好的同事來家裡做客，說他的妻子在舞蹈學校有一個固定的男伴，對方性格開朗，舞技也十分不錯，兩人很談得來，要他多注意妻子的行蹤。段毅也發現妻子出門的時間越來越長，甚至連週末也看不見她。一天晚上，段毅直接對妻子說不要去跳舞了，可妻子卻把他的話當成耳邊風。

此後，老公每天都會詢問妻子的行蹤，甚至翻看妻子的通話紀錄，將她連絡過的人都仔細詢問一遍，了解對方的情況，還會去對方的公司進行調查，然後再找妻子核對對方身份，測試她是否說謊。段毅的行為讓妻子感到非常生氣，兩人還因此大吵一架。

後來，為了緩和兩人之間的關係，妻子不去學跳舞了。但他還是不放心，總是偷偷檢查妻子的手機，這讓妻子失望至極，因此經常吵架。

猜疑是破壞婚姻的一顆不安分的種子，如果任由猜疑在婚姻中瘋長，婚姻很容易會遭到破壞。就像段毅，因為猜疑而讓家庭陷入無休止的爭吵中。

在婚姻中，有了猜疑，會增加夫妻間的心理隔閡，嚴重的還會導致離婚。夫妻間感情建立的基礎是相互信任、尊重、了解，而猜疑恰恰違背了這些原則。

婚姻是漫長的，這個過程中一定會出現各種各樣狀況。要應對這些狀況，必須學會信任。如果兩個人之間連最基本的信任都沒有，感情隨時會爆發可怕的危機。

其實，猜疑的出現也說明夫妻在心理上出現了距離，需要及時調整雙方的關係。

那麼，如何消除猜疑，走出情感焦慮的泥潭呢？

自我暗示

當產生猜疑的想法，可以給自己積極的自我暗示，告訴自己「我討厭猜疑」「亂猜疑是不對的」等，從而清除猜疑的不良心理。

忘記不快

忘記過去的不愉快，隨時修正自己的認知觀念，不要讓痛苦的過去牽制住未來。因為不愉快的回憶往往會成為猜疑的肥料。

轉移注意力

出現猜疑時，可以告訴自己，這種猜疑沒有根據，然後轉移注意力，去進行一些與此猜疑無關的事。

理性思考

當發現自己生疑，不要朝著有利於猜疑的方向思考，而應該問自己：「為什麼我要這樣想？理由何在？如果懷疑是錯誤的，還有哪幾種可能發生的情況？」在做出決定前，多問幾個為什麼，這樣有利於冷靜思索。

加強交流

有些猜疑來源於相互的誤解，如果是這種情況，就應該通過適當的方式，兩人坐下來交流。通過談心，可以了解彼此的想法，消除誤會，避免因誤解而產生衝突。

向心理醫生求助

當經過上述調整，仍無法消除猜疑心，可能會越來越堅信自己有猜疑的依據，並給自己與周圍人都帶來很大的困擾。這時就要找心理醫生諮詢，找到解決的方法。

攀比焦慮

攀比是人的天性。每個人都會有攀比心理，只是強弱不同罷了。相對來說，女性的攀比心理更強一些。特別是在婚姻中，常常會進行各種各樣的攀比。

「○○的老公多有出息，都當上處長了！」

「她的老公出手真大方，又給她買新首飾了。」

「她老公長得太帥了！」

互相比較似乎成了最熱門的話題。大到人生歸宿，比老公、婆家，小到衣食住行，比房子、車子。攀比衣服，看誰的更高貴時尚；攀比孩子，看誰家的更伶俐聰明。

下面來看一位先生因為妻子的攀比而痛苦焦慮的訴說。

剛結婚時，我們夫妻關係還很好，但隨著時間的推移就變得越來越差。婚前她一直在鄭州（中國河南省），是一家醫院的護士，工作穩定。我在一個縣轄市工作，婚後基本是一週回家兩天。回家後我也會做各種家務，以彌補對家庭的虧欠。

大概從半年前開始，她的脾氣變得越來越差，動不動就發火，說我薪水少又懶惰，還拿我跟他們醫院的主任、醫師比較，說他們醫院的醫師及主任們薪水多高、如何功成名就，把我說得一無是處。我想自己確實沒她賺得多，離家遠，為家庭付出的也少，所以就任由她謾罵。

為了家庭和諧，我時常忍著不吵架，因為一旦吵架了，更沒辦法維繫住彼此的關係。我母親在家幫忙看顧小孩，但她居然當著我媽的面說：「你兒子是我見過錢賺最少的男人，簡直都不算是個男人。」還說她們醫院的醫師賺很多，買了多少間房子和車子。她說這些話，簡直是對我媽跟我的羞辱，雖然受不了，但我不敢與她吵架。雖然我賺得少，還是會將全部薪水上交給她，但不論如何她就是不滿意，非要把夫妻關係搞得如此僵硬。

遇到這樣一位愛攀比的妻子，相信任何人都會受不了。這種攀比已經上升到對丈夫進行侮辱和踐踏的地步了。

確實，每個人都會有一種攀比和對照的心理，尤其是看到自己與別人的狀態相差較大的時候，這種心理就更明顯。但是，從心理健康的角度來說，這樣盲目對照，只會降低幸福感。美國史丹佛大學心理學家亞歷山大發現，**大多數人都不容易看見別人的「不好」，因此，總覺得自己活得沒別人好。**

每個人都嚮往美好、追求盡善盡美，當然希望自己的孩子、老公（老婆）不比別人的差，所以難免會求全責備，希望督促身邊的人向「完美」靠攏。人有七情六欲，偶爾眼紅很正常。但倘若總是這樣，很容易走進誤區，也就是心理學所說的**「心理偏盲」**現象。這時，就會像戴了有色眼鏡一樣，總是對身邊的人和事選擇性地記憶和評判。最後，變得愛比較，凡事愛往壞處想；對身邊人的優點視而不見，只抓住其缺點大肆貶低。就像上面案例中的妻子，只看到了丈夫不好的一面，把這些和她的同事對比，卻沒有看到丈夫積極做家務、完全上交薪水等行為。

其實，從深層的原因來說，**愛比較是一種自卑的表現。這類人與其說自尊心強，不如說他們的安全感不足或缺乏自信**，尤其那些習慣把目標定得很高，但能力有限的人，一旦無法實現目標，心理不平衡的情況會加劇。在婚姻家庭中，人們容易把心理不平衡的壞情緒發洩到家庭成員身上。一位心理學家曾說：「喜歡比較的人在個人能力有限的情況下，往往會把期望寄託在周圍最親密的人身上，有的望夫富貴，有的望子成龍。」

「比」字兩把刀，若將生活的快樂放在比較上，無疑是將幸福建築在刀口上，豈能長久？

冷暴力焦慮

瑪麗是一位職業婦女，有一個十歲的女兒。從某一天開始，瑪麗受到了來自丈夫的冷淡對待，因為丈夫外遇了。她受到了很大的精神打擊，但考慮到孩子，她並沒有與丈夫離婚。

她和丈夫吵鬧，但並未取得任何效果。「他幾乎每天都不說話，我有時想和他溝通一下，他卻是一副冷冰冰的樣子。他出軌了，反倒像是我犯了錯。這樣下去真的很痛苦。」瑪麗對丈夫的冷暴力充滿了痛苦和焦慮。

家庭「冷暴力」的表現形式，通常會因不同情況和家庭成員的個性而呈現出多樣性。有的表現為冷嘲熱諷，在語言上進行惡意攻擊，故意貶低、刺傷對方的自尊心和自信心；有的則是不再關心對方和家庭，不再承擔家庭的責任及義務，有意避開夫妻間的獨處和接觸。

中國法學會曾經就全國家庭暴力現狀進行過一項社會調查，其結果表明，在發生矛盾的家庭中，88％的家庭會出現夫妻雙方不理對方的現象；30％的家庭會出現負氣、甩門、離家或摔東西的行為；48％的家庭會出現互相辱罵的情況；還有20％的家庭會出現丈夫威脅並毆打妻子。由此可見，家庭冷暴力中「不溝通」和「辱罵」是最主要的兩種形式。

雖然冷漠、拒絕溝通不像身體暴力那樣會帶來明顯的傷害，卻隱含了很強的攻擊性，這樣冷淡、輕視、放任、疏遠和漠不關心的態度，會讓對方感受到精神和心理上的侵犯和傷害，對人造成精神虐待。

家庭冷暴力的心理原因和動機通常是推卸責任或者逼迫對方就範。

冷暴力掩藏在其背後的含義是「都是你的錯才造成了今天的狀況，你要負責」；或者「我是不會妥協的，責任不在我」，不願面對問題和責任，是冷暴力背後的深層原因。冷暴力的另一個原因是逼迫對方就範。比如，夫妻有一方想離婚，而另一方堅決不離。想離婚的一方如果沒有其他更好的辦法，往往會採用冷暴力的手段，讓對方承受精神方面的折磨，從而達到自己的目的。

一個人如果長期處在家庭冷暴力的氛圍中，就很容易出現感情脆弱、自卑、多疑以及感到孤獨的狀況，更重要的是，會對孩子造成傷害，容易使孩子養成孤僻的性格，大大影響其日後的人際關係。

我們來看一下下面這個案例。

結婚時兩人挺相愛的，所有人都認為我們很相配。然而，生下孩子一、兩年後，丈夫對我的態度就有了一百八十度的大轉彎：下班後總是流連在辦公室，很少回家吃晚飯，就算回到家，也總是冷著一張臉。

我嘗試跟他溝通，可他最多說個「好」或「不好」。追問他為什麼不理不睬，他的反應是「沒什麼好說的」。

這樣冷冰冰的日子過了好些年。唯一能讓我們說上話的話題只剩和小孩有關的事。

隨著時間的流逝，我的痛苦和焦慮更大了，因為我發現孩子的性格變得越來越孤僻。孩子在學校幾乎沒有朋友，放學回家也不願意多說話，而是躲在自己房間裡不出來，成績也很差。我和丈夫都曾嘗試與孩子溝通，可孩子總是沉默不語，被問急了就哭。

這位女性因為冷暴力而承受痛苦，更讓孩子受到了巨大的傷害。

曾有心理學家對家庭冷暴力進行過詳細的研究，從而總結出一個普遍的規律。

家庭冷暴力通常會有的八個發展階段

・突然很忙

任何事情的發生都會有一些異樣，冷暴力也一樣。「他突然變得很忙」就是典型的異樣之一。當然，對方或許偶爾也會傳訊息給你或打電話，但頻率已大幅減少。

・開始質問

當第一階段持續一段時間後，你終於忍不住開始質問他：「為什麼最近都這樣？」這時，對方通常會說：「沒有啊，最近比較累」或者「壓力很大」，然後還叮囑你「不要亂想」。之後有一段時間，你們的關係會有所緩和。

・不主動連絡就不理你

雖然關係出現了改良的跡象，但是絕對不可能恢復到以前那種狀態，而且他突然不主動連絡了。這就是第三階段出現的徵兆。這時，你發過去訊息跟電話，對方都會回。但是若非必要，他不會主動連絡。你很焦慮，但又不願意和他分開。

・你提出分開

當第三階段持續了一段時間以後，你會做出反擊：「我受不了了，我們分手吧。」其實，這時你是想挽回的。通常，對方會挽留你，不讓你離開。可能你的心情會稍微好點，覺得對方還是在乎你的。但是，這種好心情還摻雜了很多的不安。

・緩和

因為有了前面的第四階段，對方會對你稍微好一點，你們的關係也會有所緩和。但是，這種帶著太多歉意的感情不會持續很久。

・加劇

當你開始相信愛情失而復得，情況又糟糕起來，又恢復到了第三階段，而且變本加厲。比如，你發過去的訊息可能石沉大海，你打過去的電話可能沒被接聽。

・完全失去自我

當經歷了前面六個階段，基本上你的心態已經很差了。你經常吵鬧、哭泣，但無濟於事。你會思考是否要分開，開始失眠、胃口變差，並焦慮不已。

・提出分開時，對方沉默以對

要經歷很長時間的第七階段，你才會進入哀莫大於心死的第八階段。當你嚴肅地提出分開，對方只是沉默、不予搭理或回應這就表示陷入了真正的冷暴力深淵。

沒有人願意去面對家庭冷暴力，但是如果不幸遇上了，就要想辦法去緩解或者解決。

解決家庭冷暴力的方法

・不要採取破壞性的行為

既然家庭冷暴力已經出現，就要想辦法化解，不要抱著對抗的心理、採取一些破壞性的行為。比如，明知道對方不喜歡某種語言或者行為，卻偏偏去碰觸這些，傷害對方的感情。這樣做對解決問題沒有任何幫助，只會讓自己得到暫時無意義的發洩。

・準確地表達自己

情侶之間的關係，要坦誠相待，不能隱藏自己。如果能真誠表達自己的需求、感受，無評判、無強加，這樣對方會覺得安全，自然願意靠近你，冷暴力自然會慢慢化解。

・向外部求助

如果有必要，可以向親友或專業人士求助，一起去分析和探索冷暴力背後的真正原因，以獲得更多的選擇。

・適時的放棄

如果經過不懈努力，還是無法化解家庭冷暴力，就要考慮是否該放棄。很多人會因為多年的情感投入所產生的沉沒成本，一再委曲求全，但也要有一個限度，不能毫無底線和原則。

生育焦慮

隨著二胎政策（中國的生育管制政策）的開放，「生不生」成了許多中年夫婦的艱難選擇，並由此產生生育焦慮。

對於廣大的「七〇後」夫婦而言，「開放二胎」帶來的反應並非「值得慶祝」，而是更加糾結。自己不想生，但丈夫和公婆卻非常想生，並由此引起了家庭衝突，讓當事人焦慮不堪。在以前，主要問題是「能不能生」「讓不讓生」，現在則變成了「想不想生」和「敢不敢生」。作為受計劃生育政策影響最大的一個群體，「七〇後」已經錯過了生育第二個孩子的最佳生育年齡，也錯過了讓兩個孩子可以結伴成長的最佳時期，擺在他們面前的是一系列的現實問題：父母年邁、工作壓力、經濟壓力、孩子的學業壓力……等等。

確實，這些中年夫婦想要再生孩子，需要面對的問題太多了。

年齡和身體

現在準備生二胎的婦女年齡大都在三十五至四十歲，已經過了最佳生育年齡。高齡產婦生產的風險係數比較高。另外，生完第一胎之後，許多人也不打算再生了，所以都不太注意生活飲食規律，所以有部分男女已經不適宜再生育。

工作事業問題

這個年齡層的女性往往正值事業高峰期，生育對於事業的發展有一定的影響。生第二胎，很有可能會導致自己的事業中止或中斷一段時間。如果打算為孩子回家做全職媽媽，那麼必然要放棄一部分生活和社交圈子，會面臨一個角色轉換的問題。

心理壓力

「除了在孕前和孕期時常往返醫院，經產婦的心理狀況也是一個不容忽視的問題。研究發現，經產婦比初產婦更容易產生焦慮、恐懼、緊張的心情。」心理專家表示，經產婦的年齡普遍要比初產婦大，所承擔的事業、家庭的責任也比較重。懷孕期間，除了養身子，還要照顧第一個孩子，因此經產婦的情緒和心態很容易受到外界的影響。

家人的壓力

大部分家庭的老人是支持要二胎的，甚至為此向兒媳婦和兒子施壓。但也有一部分老人不希望再帶孩子，畢竟年齡大了，經不起太大的勞累。「親子妒忌問題」也需要注意。打算生二胎的夫妻，需要為「老大」的心理健康做好準備，否則很容易讓「老大」有失落感。

總之，想要緩解生育焦慮，順利生產二胎，就要做好各種準備，解決好上述這些問題。

產後焦慮

人的情緒和心理有的時候非常奇妙，本來在生了小孩之後，第一次當媽媽應該感到很高興的，但並不是所有人都能感受到這份甜蜜和幸福，有的新手媽媽出現了產後焦慮，這無疑很痛苦。無論是對媽媽還是小孩，都會帶來嚴重的影響。

曉華是一位新手媽媽，小孩目前三個月大。生完孩子後，她的脾氣就一直很暴躁，而且她想法比較極端，經常心情低落。

特別是老公把孩子像寶一樣捧在手中卻對她視而不見的時候，曉華就會莫名焦躁易怒。有時，曉華還會對孩子發脾氣，老公因此很生氣，便跟她吵了起來。曉華與老公吵完後也覺得自己不對，但是她就是控制不住自己。

生孩子之前她充滿了期待和欣喜，老公也對她百依百順。但孩子出生後，老公眼裡只剩下孩子，只有在孩子餓的時候，他才會看看她。曉華覺得自己現在就像是「工具人」。

產後焦慮症通常在產後四週內出現症狀，主要表現為與家人關係緊張，對周圍事情缺乏興趣，出現自暴自棄、暴躁、焦慮、沮喪等情緒。過度擔憂自身及嬰兒健康，失去生活自理能力及照料嬰兒的能力，對人充滿敵意、呼吸心跳加快、泌乳減少、厭食、失眠，甚至出現自殺和殺嬰的念頭。曉華暴躁易怒，還對這麼小的孩子發脾氣、無法控制自己，這已經是比較嚴重的產後焦慮了。

產後焦慮的原因很多，像是擔心自己和孩子的身體健康狀況、大家庭中對新生兒性別的過分期盼（重男輕女）。擔心孩子出生後，自己的事業受到影響或家庭經濟壓力加大；或者在孕期或分娩期恰好遭遇工作或生活的打擊，還有缺乏家庭、社會，尤其是丈夫的關心和幫助，都是引發產後焦慮的誘因。另外，生完孩子後的激素變化也會對人的情緒產生影響。上面的案例中，曉華的焦慮主要來自丈夫對自己減少關注而產生的心理失落和失衡。

緩解產後焦慮的方法有以下五種：

正確認知

既要明白作為家長有不可推卸的責任和義務，也應深刻體會自己付出母愛的社會價值和人生價值，保持心理平衡。

學會放鬆

學會在寶寶睡覺的時候讓自己放鬆，讀書、洗澡、適當運動、看影片或找點其他感興趣的事情做。

經驗交流

多與其他新手媽媽交流育兒經，談談各自的感受也是一種不錯的自我調節措施。

尋找幫手

坐月子確實有道理，能讓產婦身心都得到足夠的放鬆。但相對過去的大家庭來說，如今的媽媽要辛苦得多，因為她們要承擔起照顧嬰兒的大部分任務。如果能夠找到一個好幫手，產婦就能有一個喘息的空間和機會，焦慮自然會減輕。

找人聊天

可以向丈夫、家人以及朋友傾訴自己的感受。無論什麼時候，只要覺得煩悶，找人聊天說說話，都是一個解決問題的好方法。

如果採取了許多辦法，還不能有效緩解產後焦慮，就要儘快去專業的醫療機構尋求專業人士的幫助。

Chapter 7

社交焦慮：溝通與交流

社交焦慮是與人交往時，感到不舒服、緊張，甚至恐懼。然而，人是群居動物，相互交往是一種本能，若產生社交障礙，會對一個人的生活和身心造成巨大的影響。

電話恐懼症

生活中，人會因很多東西而感到恐懼或焦慮。電話在現代社會中幾乎是不可缺少的聯絡工具，卻也成了一些人的恐懼物品。

在情況明朗的社交環境中，人最容易做出正確的決定，但如果情況不明，可控制因素很少，人往往會採取保守的態度。打電話時，對方就是一個情況不明的「未知」。因此，作為主動用電話聯繫的一方，就會對未知的人際環境產生顧慮和猜測，尤其當電話是打給重要客戶或上司，這種潛在的憂慮會更讓人猶豫不決，生怕時機不對，撞在槍口上。電話恐懼患者在平時溝通無礙，但在撥打重要電話時就害怕焦慮了。

其實，對於電話的恐懼和焦慮還有非常嚴重的情況，比如下面這個案例中的付濤：

付濤非常害怕接打電話。每次打電話前他都會掙扎一番，包括打給自己的父母。即使他終於肯撥出電話，拿起話筒時也不想按下按鍵；按了鍵之後，總祈禱著不要有人接；電話接通後，就會心跳加速、口齒不清、冒冷汗，結束電話後，都有一種虛脫的感覺。可以說，電話就是付濤的噩夢。只要電話鈴聲一響，似乎每一下都在重重敲擊著他的心臟，沉重的壓迫感和莫名的焦慮感讓他感到窒息。

付濤的電話焦慮症已經非常嚴重了。打一個普通的電話，不會出現什麼嚴重的後果，為什麼會出現這種害怕的心理呢？

產生電話恐懼症的原因

・不愉快的電話溝通經驗

之所以會懼怕打電話，或許是有過被拒絕、被批評等不愉快的經歷，特別是對方為重要的對象。電話接通時，我們很難感知到對方的狀態，如果對方正在生氣、不方便通話、存在誤會等，都會加劇我們對打電話的恐懼。

·性格問題

有些人自卑、膽小、不自信、容易害羞、依賴感較強，他們打電話時，會過於在意對方的感受，害怕讓對方對自己產生不好的想法或看法。

·社交恐懼向電話情境的延伸

有些人平時不善於人際交往，與人講話時出現口吃、臉紅、心慌的表現，電話交流雖然看不到對方，但社交恐懼仍然存在，漸漸地就會對接打電話產生恐懼。

電話恐懼症的應對和解決方法

·心理方面

害怕電話當然不是害怕電話本身，而是有其內在原因。因此，我們應該調整好心態，查明對電話恐懼的真正原因，從原因入手，給自己信心，努力克服恐懼和焦慮的情緒。同時，我們可以用心理暗示，比如微笑。打電話時微笑會給自己傳遞一個資訊：我很愉快，我很輕鬆。如此一來，必然會減輕焦慮情緒。

·使用脫敏療法

脫敏療法，說得通俗一點就是「**以毒攻毒**」。如果以漸進式的方式接觸害怕的東西，學習面對它們，將會發現所害怕的危險並未真正發生，從而漸漸消弭對它們的恐懼。例如害怕蜘蛛，可以在有人陪伴的情況下，先習慣接受照片上的蜘蛛。適應了之後，可以試著看已死亡的蜘蛛，接著是活蜘蛛，最後嘗試用手捉蜘蛛。途中仍會感到恐懼，但當大腦知道所擔心的事並未發生，就會逐漸習慣它。同樣的道理，電話的恐懼也可以用這招克服。

・多做運動

當恐懼感襲來，身體會分泌過盛的腎上腺素，在運動時，就會消耗腎上腺素。因此，當對打電話會產生恐懼和焦慮，可以適當做一些運動。

如果無法走動，不妨試著收縮及放鬆各部位的肌肉。收縮大腿肌肉，然後迅速放鬆。這種鬆緊交替的肌肉運動也能消耗腎上腺素。

取悅症

為了趕一個專案，你已經連續加了一週的班，累得想倒頭就睡。這時有朋友打電話約你晚上聚餐，為了不讓朋友失望，你答應了。

你覺得浪費時間又沒意義，因此一直討厭無聊的應酬。但妳的男朋友卻喜歡交際，常常希望妳能陪著他一起出席。妳怕他不高興，於是經常違心地去陪他。

一個朋友已經向你借過一次錢了，而且沒有如期歸還。他這次又要向你借錢，雖然你很不願意，但最終還是借給他。

上面這些情景想必很常見。對於他們來說，拒絕別人是一件非常困難的事情。雖然不情願，卻因為不想讓別人失望，不想被別人說成「壞人」，總是開不了口說「不」。這些人之中有很多「取悅症」患者，他們總是希望讓別人過得開心，一味地取悅、遷就，實質上是為了避免人際衝突，不惜犧牲自己的快樂甚至健康。

珍妮是一家公司的實習生，她初來乍到，覺得應該主動承擔一些工作，才能獲得他人的好感，從而更快地成長，因此別人給她安排的事情她都照做不誤，比如列印、跑腿、買咖啡等。久而久之，別人習慣使喚她，也認為她不會拒絕，什麼事情都交給她。對於那些同事來說，珍妮就是一個非常好用的「便利貼」。

這樣的日子持續了一段時間，她上班時間都用在處理其他同事的雜事上，多到必須條列下來，如果稍有做錯或延遲，就有人抱怨或者認為她自私。這導致珍妮處理自己工作的時間大幅減少，常常需要加班到深夜。

像珍妮這樣不敢拒絕，無原則地遷就同事，並不能換來同事好感。

美國臨床心理學家，《不當好人沒關係——為自己活遠離取悅他人的夢魘》（*The disease to please: curing the people-pleasing syndrome*）一書的作者海芮葉・布瑞克（Harriet B.Braiker）指出，那些沒有辦法對別人說不的人，就是「取悅者」，他們患上了「取悅症」。習慣性地取悅別人，是一種強迫行為，這種取悅傾向常常會給自己帶來莫大的壓力，如果情況嚴重甚至會造成情緒失控、身心失調。他們對別人的要求明明想說「不」，卻說不出口，結果全都答應下來，就像上癮一樣，無法控制自己。這是因為他們害怕別人生氣，彼此發生衝突，就迫使自己表現出友好的樣子，從而取悅別人。這些「取悅者」的笑臉背後，往往隱藏著憤恨和焦慮。

「取悅症」形成的深層原因比較複雜，主要有兩個方面。

渴望讚美和肯定

我們生理上基因的編排和社交模式最深層的指令，都催促我們要積極尋求他人的讚美和肯定，尤其是對獎勵（例如關愛、社會地位、學校成績、薪水等）有控制力的重要人物，他們的讚美肯定更加重要。

取悅者會沉迷，是因為取悅行為讓他們贏得所渴望的肯定。如果某件事讓人感覺良好，我們就可能會持續去做這件事，以便繼續維持這種美好的感覺。

對人際關係錯誤的假設

取悅者對於人際關係的假設往往是錯誤的。例如，別人的需求和期望遠比自己重要。不應讓別人感到失望或受挫，應該永遠保持和善，不去傷害別人的感覺。不向他人表現出負面的情緒，也不將自身的問題或需要加諸在別人身上。別人應該永遠喜歡我、肯定我，因為我替他們做了許多事情。

大部分的取悅者相信，如果沒有把別人視為優先，就會被認為是個自私的人，而自私的人將不值得被別人關愛，最後會被遺棄，有著悲慘的命運。取悅者認為，必須要不斷付出，做很多事來取悅別人，才能贏得關懷和愛。

取悅者在人際關係中，總是將別人的需求和自己的需要放在不對等的位置上，使自己的生活常因必須配合別人而失調。事實上，行事以自我為本位，與所謂的自私完全不同。要知道，完全不需要取悅別人，人際關係也不是靠取悅就能成功的。學會正當的拒絕，就能顯著提升生活品質，還能改善人際關係。

我們要意識到，自己不想做某些事情時可以堅決說「不」，這不需要任何解釋。對於有些人來說，說「不」很難，可能會感到內疚，其實這是不必要的。也許說「不」之後的結果並沒有我們想像得那麼糟糕，甚至可能什麼事也不會發生。

異性交往焦慮

濤子是家中的獨生子，最近因頻繁被催婚而感到苦惱焦慮。他其實也想早點結婚，但他在交際方面有些難言之隱。他在女性面前容易緊張，時常沉默寡言，以前即便有機會能和女生相處，也是想辦法回避或者躲開，甚至在路上偶遇相識的女同學也要繞著走。現在，隨著年齡的增長，他害怕和女性相處的心理也在增長。只要和女性在一起，他就會顯得很拘束，找不到話說，特別是在和一些條件比較出眾、比較引人注意的女性獨處時，更是覺得尷尬，說不了兩句話就不知道該說什麼。

濤子的這種情況屬於異性交往焦慮症，是社交焦慮症的一種。這只針對與異性的交往，既渴望能夠接近異性，又在與異性的交流接觸中感到局促不安、焦慮，並且面紅耳赤、目光遊移、說話吞吞吐吐等，從而無法進行正常的交往。長此以往，就會形成回避、排斥與異性交流的行為。

常見的異性交往焦慮表現

1. 為了避免緊張或者掩飾恐懼，會主動避開需要與異性交往的場合或者拒絕與異性主動交往。
2. 與異性交談時，顯得很不自在，不敢直視，手也不知道該放在哪裡，越是注意自己的形象和表現就越慌亂。
3. 每當與異性單獨相處和交流，大腦就會強迫性地產生很多想法，這些想法會讓自己感覺很尷尬。如對方很喜歡自己、對方對自己有企圖或者對方非常看不慣自己等。
4. 對異性的注視異常敏感，一旦有一個異性長久注視自己，就會感到局促不安，渾身不自在，很想躲開。
5. 經常恐懼於異性會對自己有不良企圖，面對異性總是缺乏安全感。
6. 即便一名異性只是站在自己身邊，也會因此無法集中注意力去做事。
7. 曾被異性朋友或者戀愛、婚姻對象傷害過，導致難以信任異性，潛意識很排斥他們。

在上述表現中，如果符合兩條以上，就可能有異性交往焦慮症。案例中的濤子至少符合第1、2、6條。

出現異性交往焦慮的原因

・自我強迫

一般來說，異性交往焦慮症大多來自於自我強迫症，患者看到異性之後就會強迫自己不去看對方而引起心理的鬥爭，或者強迫自己產生一些古怪的想法，之後又拼命想要控制，但卻更難控制住。其次，異性交往焦慮症是一種心理倒錯，患者焦慮的並不是外在的性對象，而是心理的性妄想。所以，患者在看見異性時就會從視線裡表露出來。

・受過傷害

「一朝被蛇咬，十年怕草繩」的心理狀態。以前可能受過異性的傷害，或者因為異性而遭遇某種挫折，留下了心理陰影。為了避免再受傷害，於是選擇回避和排斥與異性交往。

・過於害羞

還有一些異性交往焦慮症的患者是因為在童年時期被他人當作是害羞或老實的孩子，不過有的孩子會隨著自己的社會經歷和思維方式的改變來擺脫害羞的性格，所以這些孩子並不會出現焦慮的情況。但是還有一些孩子會因為他人的看法而變得越來越自卑和敏感，經過長年累月的發展，引起異性交往焦慮的病症。

克服異性交往焦慮症

・心理層面

與異性交往不會產生自己無法承受的嚴重後果，不會讓自己損失什麼，只是一次正常的聊天相處，所以沒有必要畏懼害怕。

・語言方面

長期缺乏與異性交往經驗的人往往會有一點語言上的障礙，或者是平時與人交談很正常，一面對異性便支支吾吾、語無倫次。如果能經常性地加強語言方面的練習，比如朗誦、閱讀散文等，就能提升自己語言表達的通暢度、清晰度、情感感受度，增強自己在異性面前說話的自信和能力。

・進行心理暗示

一般情況下，面對異性，**我們給自己的心理暗示是「不要緊張，冷靜下來」**。**其實，這種方式是不正確的**，反而會適得其反。緊張情緒是一種正常的情緒，當人類接受一件新的、有挑戰性的事情，產生緊張感、壓力感是正常現象。我們的心理暗示應該與自身的情緒一致，不應該是相逆或者是壓抑的暗示。只有正確認識並接納緊張情緒，才是最佳的調整法。

正確的心理暗示應該是告訴自己：我現在正在做一件對我來說不是很容易的事，緊張是很正常的。接納此時此刻的情緒，然後漸漸放鬆。

・大膽行動，邁出第一步

與異性交往時，如果僅停留在想像階段，甚至經常想像著失敗的體驗，只會更加缺乏自信，認為自己不行，缺乏交往的勇氣和信心。如果能勇敢邁出第一步，嘗試開口和異性說話，哪怕只是一句簡單的問候，都是向成功邁進了一大步。與異性交流可以是件快樂的事情，愉快的交往體驗也能幫助克服恐懼。

說話焦慮

說話是一個人最基本的技能之一，只要不是啞巴，都能說話。有些人能言善道，惹得大家捧腹大笑；有些人則不太會說話，交流時讓人感到不舒服、尷尬，自身也非常緊張難受。為什麼會出現這種狀況呢？從心理學的角度來說，說話焦慮的主要原因是自卑。自我評價太低，缺乏自信，太過在乎別人的看法和評價。也因上述原因，造成交談時容易臉紅、發抖、流汗、結巴而被他人笑話。結果又加重了說話的障礙，形成了惡性循環。

而那些談吐幽默的人都很有自信。不太會在意別人的看法，堅定地表達著自己的想法。如何準確說出自己的想法才是他們關注的重點，而非別人會如何評價。

將注意力放在交談的人或事上

與人交談的過程中，要將注意力放在他人身上，而非自己。如果不再總想著「我說的話不會引起他的反感吧」「我看起來緊張嗎」，自然就會停止局促不安的行為。其實，沒有人在與人交談的過程中是「完美」的，也沒有完美標準，沒有必要太關注自己說話時的情緒表現，將注意力放在交談本身才是重點。

尋找說話時的「焦慮觸發點」

也就是說，要知道在哪些場景下會更容易感到焦慮，以及焦慮時的想法，並針對這些觸發點進行分析，總結出一些積極的經驗。當下一次出現說話焦慮的情況時，可以回憶這些積極的經驗，以達到逐漸弱化焦慮的目的。

提前做好準備

人一般在胸有成竹的情況下會較為鎮定。其實，說話也是一樣的。如果為說話做好了充分的準備，知道怎麼說、說什麼，就不會感到緊張和焦慮。

比如在參加一個聚會之前，可以提前了解主題或是參與的人員，就根據主題或參與者的背景，提前準備一些能夠聊的話題，例如相關領域的趣聞、近日的熱門話題、相關人員的情況等。如此一來，自然能消除說話焦慮。

或是可以通過擴充說話內容的方式來避免冷場。比如當被問到「你住在哪裡」，不要只是回答「我住在×社區」，而是要擴充細節，像是「我住在×社區，附近有個很大的商場，最近因為××事件在做宣傳」，或者說一些社區發生的趣事等。他人可能會從這些細節中發現能夠繼續聊下去的話題，也更容易對我們說的話感興趣。

視線恐懼

眼睛是心靈之窗，在社交溝通的過程中，人們會通過眼睛來傳遞自己的情感，並通過觀察對方的眼睛來判斷其心理狀況。從禮儀的角度來說，在交談過程中，不直視對方是一種非常不禮貌的行為，有不尊重對方的感覺。然而，有一些人卻為此焦慮不已，在與人交談的時候總是躲避著對方的眼睛。看著對方的眼睛說話反而會緊張和尷尬，甚至忘記該說些什麼。

不知道什麼原因，我現在不敢直視對方的眼睛，哪怕是以前關係很好的朋友也一樣。其實我倒不是害怕和別人交往，我和別人說話其實也挺投機的，但就是不敢看對方的眼睛。我覺得是自己的自卑心在作祟。

我很想改變，但不知道該如何做起。我很惱火，非常焦慮，不知道該怎麼辦。

這個案例在說話時「不敢看別人的眼睛」，給自己造成了困擾。這雖不是什麼嚴重的事，但確時對生活和工作產生影響。長期下來也容易產生自卑、膽怯、不願與人交往等狀況。

其實，任何人直視別人的眼睛都會有些害怕。比如我們在與異性，特別是自己心儀的異性或陌生人交往的時候，總會感到緊張，不像和熟人說話那麼舒服，這是很自然的。所以要以平常心來對待，不要把它看作是什麼大不了的事情，就像對待天氣的變化一樣——順其自然，該聊天就聊天，堅持把自己該做的事和能做的事做好就可以了。

每次談話的時候不要總想著自己害怕看對方的眼睛，不要過度考慮談話過程中自己的表現，只要去想和對方說的事即可。總之，順其自然，不要刻意地要求自己就可以了。

我們可以採用下面這幾個具體的方法來解決不敢直視對方眼睛的問題。

看對方的鼻子或臉頰

在交談過程中，看對方的鼻子或者臉頰，可以讓人以為是看著他的眼睛，又不會有不舒服的感覺。

欣賞自己，而不是自責

每天起床時，先看看鏡子裡的自己，看著鏡子裡那雙眼睛，給予自己鼓勵，在心裡默念：「我心裡坦蕩，沒有什麼可恥之處，我不怕別人看。」

真誠的微笑

笑能給人自信，是醫治信心不足的良藥。真正的笑不但能治癒自己的不良情緒，還能馬上化解別人的敵對情緒。如果真誠地向一個人展顏微笑，他就會對我們產生好感，這種好感足以使我們充滿自信。

系統減敏療法

坐在一個舒服的座位上，有規律地深呼吸，放鬆全身。當身體進入完全鬆弛的狀態，想像著與自己非常親近的人溝通交流時注視著他們的面部。如果在想像交談的過程中感到緊張焦慮，可以先停下來深呼吸，放鬆，然後再進行。如此反復，效果會越來越好。

集中注意力和達到內心的平靜

調節呼吸能影響身體的各個系統，包括神經系統的活動。用深呼吸可以克服心理上的緊張焦慮，藉以掃除胡思亂想。

聚會焦慮

聚會是社交過程中促進感情的一種重要方式，但是有些人卻害怕聚會，如果被邀請參加聚會就感到焦慮緊張。即使參加聚會，也顯得不合群，讓人感到不舒服。有些嚴重的聚會焦慮者會出現頭暈、噁心，甚至不能自控的狀況。

曉珊在一家網路公司上班。她性格內向，從小就不愛講話。她的父母忙於做生意，比較少和她交流。她大部分時間和爺爺奶奶一起生活，和父母的關係並不是很親密。

曉珊上小學和國中期間學習成績很好，但朋友很少，上了高中以後，交際圈更窄，朋友只有宿舍裡的兩位同學，和其他同學都不熟，更別說親密地交流了。由於父母的期望較高，她感覺到了巨大的壓力，就把大部分時間都用在了學習上。

曉珊的大學生活比較平淡，不過她的性格開朗了一點兒，和宿舍同學的關係也都挺好，但在不熟悉的同學面前還是放不開，很少和異性交往。

工作以後，曉珊總是害怕開會和聚會的場合。公司開會時她總是很緊張、焦慮，害怕老闆讓自己發言，害怕自己說得不好。曉珊也不願意參加同事或朋友的聚會，因為她害怕和不熟的人聊天，非常在意別人的看法，也喜歡胡思亂想……所以，聚會對她來說是一種折磨。

曉珊的這種聚會焦慮與其成長經歷有很大的關係。小時候，她的內在自我被束縛，不敢放開做自己。上學後，她開始注重外在的成績和表現，所以學習成績一直很好，也考上了不錯的大學。但是，她主動放開和別人的溝通交流比較少，往往比較被動，這就造成了她內在自我感的缺失。工作後，需要一個人的內在越來越獨立，然而曉珊卻存在內在自我感缺失的問題，不能隨心而發地融入群體。同時，她非常重視外在，所以對外在表現和別人的反應很敏感。越是敏感在意，就越害怕做不好，從而導致陷入了惡性循環。

那麼，像曉珊這種聚會焦慮的情況應該如何克服呢？

增強自信、自我認同

自卑膽小的人才會非常在意別人的評價和看法，通過別人來獲得自我認可。因此，可以透過不斷自我鼓勵，告訴自己：「我能做得與別人一樣好，我不比別人差。」的自我肯定來獲得自我認同，從而清除聚會焦慮的最大障礙。

反問法

因為聚會而產生心理緊張或焦慮時，不妨反問自己一句：「糟糕能糟到哪？」最終我又能失去些什麼？想通了這些時，一切就會變得容易起來。

注意力集中法

不必過分關注給別人留下的印象，正確的做法就是學會把注意力放在要做的事情上。比如公司尾牙，目的是為了慶祝總結，拉近同事之間的感情。在聚會過程中，可以靜下心來好好想想自己這一年的工作得失，或者和關係好的同事聊聊天，不必管別人幹什麼。把注意力集中在要做的事情上時，就不會再注意別人是否在關注自己。

藥物控制

綜合上面所說的方法，我們可以通過適當服用一些藥物來控制焦慮。需要注意的是，不能對藥物產生依賴，而且只有在使用上面這些方法效果不明顯的情況下，才能用藥物來輔助治療。

克服聚會焦慮是一個過程，不要太心急。只要慢慢堅持，努力嘗試，一切都會轉好。

裝在套子裡的人

俄國著名小說家契訶夫（Антон Павлович чехов）在《裝在套子裡的人》（человек в футляре）中塑造了一個性格孤僻、膽小怕事、恐懼變革的人物別裡科夫。現實生活讓別裡科夫總是感到心神不安、害怕。為了與世人隔絕，不受外界影響，他給自己包上一層外殼，製造了一個「安全的套子」：哪怕在豔陽天出門他也總是穿著套鞋，帶著雨傘，他的雨傘、懷錶、削鉛筆的小折刀等一切能包裹起來的東西總是裝在套子裡，就連他的臉也好像是裝在套子裡，因為他總是把臉藏在豎起的衣領裡面，戴著黑眼鏡，耳朵裡塞上棉花。坐馬車的時候，他也要車夫支起來車篷。

現實生活中，也有人像別裡科夫，把自己「裝在套子裡面」，那就是「繭居族」。這些人整天待在家裡，幾乎不出去，把自己與外面的現實世界隔絕開來。與外界聯繫的途徑是網路，買東西、吃飯、聊天都靠網路解決。他們害怕或者厭煩與外面現實世界的人和物接觸，只待在自己的小世界中。

但人是群居動物，總是需要相互交流，如果長期缺乏溝通，就會產生各種問題，比如消極悲觀、越來越怕生、多愁善感、非常敏感、害怕失敗、與外界格格不入。

另外，長期待在家中也會對身體造成很大的影響。生活沒有規律、缺乏運動、喜歡熬夜，這是絕大多數繭居族的生活方式，而這種方式對身體傷害很大。

「繭居族」的四種典型心理成因

・性格內向

性格內向的人敏感、自卑，虛擬的網路使他們不必擔心被拒絕，反而能更輕鬆地與人交流。所以他們更喜歡待在家裡上網聊天，而不是在社交過程中與人面對面交流。

・社交技能不足

有人從小沒能培養起完善的社交技能，或在成長過程中有過社交失敗的經歷，所以對社交產生焦慮甚至恐懼心理，寧願在家守著自己的一片小天地，也不出去社交。

・內心迷茫

有些沒有目標，覺得與其在外獨自打拚，還不如在家習慣性地接受父母照顧。有人年近不惑卻一事無成，開始感到自卑，不願意見人。有些老人與兒女分離，因退休失去原有的社會支援系統，產生心理退縮。

・壓力太大

工作忙、壓力大的人沒心思交際，只會通過減少社交來自我保護。有時甚至連直接面對同事都懶，多用網路溝通，這讓不少人不知道什麼才是真實的溝通，也忘記了該如何與人親近、相處，難以建立真正的親密關係。

針對「繭居」的心理成因採取的應對方式

・想清楚自己的生活目標

「繭居」只是一種生活方式或生存的狀態，對任何人而言，絕對不是最終的生活目標。每個人的內心都有自我成長的力量，對生活的期待和渴求，試著聆聽一下自己內心的聲音，慢慢激發起改變的願望，要相信自己是可以而且有能力改變。

・從生活中的小事情改變

可以試著偶爾上街去購物，不要完全依賴網購；重新安排作息時間，不要總是熬夜或是睡懶覺；試著主動約朋友吃飯；每當完成一件事，給予自己適當的獎勵，增加自信心。

・多到戶外走走

可以到外面感受一下清新的空氣和明媚的陽光。如果條件允許，可以來趟小旅行，這樣不僅可以拓寬視野，還會讓我們更加熱愛生活、懂得珍惜和感恩。

・用運動來緩解壓力

例如散步、慢跑、游泳，運動可以提高身體的知覺力和控制力，增加血液循環，調節心率，改善機體的含氧量，強健體魄的同時還能放鬆心情、緩解壓力。

Chapter 8

特定恐懼：焦慮的極端表現

在某種特定場合或者見到某種東西而產生的恐懼心理就是特定恐懼，例如懼高症、暈血、極度怕黑等。這些都是焦慮的極端表現。

懼高症

懼高症的基本症狀就是眩暈、心跳急速加快、噁心、雙腿發軟。據國外調查資料顯示，有91％長期居住都市的人出現過懼高症狀，其中有10％的人屬於屬臨床性懼高。

究竟為什麼會出現懼高的狀況呢？

其實，怕高是人們普遍的心理反應，是大腦對危險環境自動產生的情緒信號。從進化心理學角度看，懂得遠離懸崖峭壁的人才能遠離危險，他們的怕高基因被一代代傳了下來。**懼高一般是因為缺乏安全感，擔心墜落和失控，而且這種感覺常被不受控制地放大。**懼高還與自我暗示有關，即尚未身處高處，就預計可能會出現恐懼而惴惴不安，出現期待性焦慮。

懼高的重要表現形式是眩暈，而眩暈與視覺資訊缺乏有關。身處高處往下看時，景象大幅度縮小，一切都變得遙不可及，跟平日習慣的視野大相徑庭，這時的視覺資訊大減，就會失去平衡。通常情況下，大腦指揮身體做出的動作幅度是以視野中物體的相對活動為參照物。假如從高處往下望，地面物體太遠太小，就不能作為平衡資訊回饋的依據。再加上人在高處，眼睛無法在水準位置找到實物進行水準運動參照，於是人體平衡系統崩潰，繼而出現眩暈，無法定位。

其實，人的姿勢和運動是靠「視覺流場」來控制。站在一條筆直的公路上，公路盡頭消失在極目處，此時人與這個視覺流場成直角所以並不會害怕。但是，站在大廈邊緣往下看時，儘管也是一望無際，大腦的判斷能力卻會受到困擾，因為人跟視覺流場並非呈直角關係，而是擴大到了一八〇度，如此一來，就會有馬上要掉下去的眩暈感。

當然，懼高並非絕症，只要進行適當的訓練和控制，便能克服。

假如發現自己有輕微的懼高症狀，不妨多挑戰自己，通過攀高俯視等行為，會使情況有所改善。

假如懼高的症狀比較嚴重，可在醫生的監督下，到安全的高環境中接受循序漸進的訓練。

緩解懼高有一個最簡單的辦法，就是閉上一隻眼睛，讓身體平衡系統較多地依靠肌肉而非視覺來舒緩眩暈和恐懼，但不要閉上雙眼，眼前一片漆黑時，內心反而會更膽怯。

另外，懼高還與心理暗示有關。很多人還沒有到達高處，便預期可能會出現恐懼，因而惴惴不安，出現了期待性焦慮。此時，內心的自我對話便很重要。在接近高處之前，我們不妨先告訴自己，我要到的地方很安全，別人都沒事，我也不會發生危險。我們還可以提醒自己在高處的時間不會太長。這樣就會讓懼高感顯得「有始有終」，從而緩解懼高的感覺。

密集恐懼症

生活中，有些人只要一看到「細小密集」排列的物體，如蜂窩、蟲卵、魚子等，就會產生強烈的不適感，出現頭皮發麻、噁心、頭暈等症狀。這種症狀幾乎人人會有，只不過輕重不同而已。這些症狀比較嚴重的時候就被稱為「密集恐懼症」。

對於密集恐懼症，美國的生活科技資訊雜誌《科技新時代》（*Popular Science*）曾經採訪過十位心理學家，這些心理學家普遍認為它不是一種心理疾病，而且最新的心理健康手冊《精神疾病診斷準則手冊》（*DSM-5*）也沒有將密集恐懼症列為心理失調。但是，生活中確實有很多人困擾於密集恐懼症。

英國艾塞克斯大學（University of Essex）心理學家傑夫・科爾（Geoff Cole）通過研究，認為密集恐懼症是一種對孔洞的非理性恐懼（Fear of Holes）。

科爾研究小組認為，密集恐懼症是我們在進化中形成的本能，目的是為了躲避那些帶洞的東西。他們通過多項研究得出結論：密集恐懼症實際上是對有毒動物「發現—趨避」效應的表現。而這一效應，也許在人類起源之前就產生了。對於有毒動物這種視覺特徵的不適感，有利於我們祖先及時發現和逃避有毒動物的侵害，並通過遺傳，固定在大腦深處。

那麼，應該如何治療密集恐懼症呢？

美化事物法

這種方法就是美好化一切不舒服的東西，在內心抱有這樣的想法：外表醜陋的東西也許其內在是十分美好的。多往好的方向去想，並不斷激勵自己，只要能克服它，將獲得更大的力量，遇到問題也有更大的解決勇氣。這一方法令許多患者不僅擺脫了密集恐懼症的煩惱，而且還增強了自信。

暴露療法

此方法就是強迫患者接受造成其恐懼的事物。將患者驟然暴露於其恐懼的事物前，使其心理受到極大的刺激，如果成功，會使患者建立起對恐懼印象的新認識，明白恐懼並無必要。例如學法醫的學生，就是利用接觸屍體來消除恐懼。

別太在意自己的反應

緊張通常會伴隨著一系列身體上的不適，根據強化理論，如果緊張時太在意自己身體某些部位的緊張反應，就相當於在強化自己的緊張行為，使其逐漸加重。而不去管自己的緊張反應後，由於緊張得不到注意和強化，就會隨著時間的推移而逐漸消退。

需要說明的是，如果發現自己有密集恐懼症，不要恐慌，積極應對即可。

幽閉恐懼症

幽閉恐懼症屬於恐懼症中較為常見的一種，是對封閉空間的一種焦慮症。這個封閉空間的範圍在生活中比較廣泛，包括電梯、火車、汽車、機艙、廁所、狹窄的巷子或通道等。

幽閉恐懼症為人們的日常生活帶來了巨大的困擾，當然這是針對非常嚴重的患者而言。

判斷幽閉恐懼症有一個非常簡單的方法，就是看是否有回避或逃離的行為：當進入某一特殊環境，比如商店、電影院、電梯、公車、火車時，會莫名產生恐懼感；總擔心會失去控制、發生某種可怕的事情，而又無法逃離現場；一旦處在恐懼環境之中，就害怕出事，不由自主地想逃避，如若不能實現，就會心慌、呼吸急促、出冷汗、頭腦混亂、肌肉抽動，甚至昏厥。一離開恐懼環境，就會恢復正常。

產生幽閉恐懼症的原因是什麼呢？

幽閉恐懼症的成因較為複雜，可能是某一具體的原因，也可能不止一種原因，目前對此並沒有非常權威的解釋。不過，可能的成因主要包括社會心理因素、遺傳及性格因素等。

社會心理因素

像是過分嚴厲或教條化的教育，粗暴或壓抑的環境，會使人的心理成長單一化或是正常心理發育受到扭曲，難以對客觀事物做出正確判斷，這些就是社會心理因素。

另外一個重要因素可能來自於幼年時受到的心靈創傷。電影《達文西密碼》的男主角蘭登教授由於小時候失足跌落水井，呼救無援，長大後就患上了幽閉恐懼症。其實，大多數幽閉恐懼症患者真正恐懼的內容被壓抑在潛意識中，對狹小空間的恐懼只是其轉換和象徵，當有一定情境去觸發，比如在電梯中，患者就通過出汗、心慌、顫抖，甚至昏倒等行為，讓周圍的人知道他有多難受，從而傳達一種不能言語的痛苦。

遺傳及性格因素

有些人天生緊張而顯神經質，最易產生恐懼感，患此病後偏於高度內向、固執、敏感多疑、心胸狹窄，常表現為膽小、怕事、害羞及依賴性強。

當有可能導致幽閉恐懼症的各種因素互相衝擊，患者自身又無法解決承受的精神壓力，精神壓力超過其自身的承受能力範圍時，就會發病。

緩解和治療幽閉恐懼症主要是找到病因，然後結合減敏療法和藥物控制來進行。當然要結合藥物治療，必須在專業醫生指導下進行。

比如電梯恐懼症。患者需要回憶一下自己是否在童年時期受到過某種創傷，如與親人分離、家人死亡、意外事件、恐嚇事件以及與父母之間的關係等。如果有，就要進行必要的心理開導。然後進行減敏療法，從看電梯的圖片開始，接著再看實物電梯，最後嘗試站進電梯，同時配合放鬆療法。這個過程要循序漸進，不能操之過急。

黑暗恐懼

害怕黑暗是人的本能。在白天，人們可以看清楚一切，知道周圍有什麼；而在黑夜裡，深手不見五指，這就意味著未知。而人最怕未知的東西。比如我們看恐怖片，剛開始不知道那些恐怖之物是什麼，心中會害怕，當最後揭開了謎底，也就不害怕了。而有些影片則會在最後不揭謎底，讓觀眾猜測，這樣就會因為「未知」而給觀眾留下深刻的印象。

在黑暗的情況下，因為未知，大腦往往會去想像害怕的場景。正常情況下，人們也僅僅是想想，知道不會發生什麼，就不會產生太大的恐懼。但有些人則會不受控制，越想越害怕，猶如置身其中，產生巨大的恐懼。這種情況就是患上了黑暗恐懼症。

黑暗恐懼症是一種特別恐懼黑暗的心理疾病。患者對黑暗產生了一種強烈的條件反射。只要身處這種環境中，就會產生恐懼感以及無法控制的強迫性思維，會不自覺地去想一些令自己恐懼的東西。

黑暗恐懼症的主要表現為怕黑，不敢一個人獨處，白天與晚上的精神症狀不一，情緒反差很大。

下面是幾位恐懼黑暗之人的體驗。

馬可：「凡是黑的地方我都害怕。晚上不敢走在學校的走廊，即便身邊都是同學，還有微弱的光亮，我也會害怕得不停回頭看。到了晚上也睡不著，經常睜眼到天明。」

周麗：「夜幕降臨之後，只要不待在光亮的地方，我便會焦慮不安，哪怕身邊有同伴也不能完全消除這種不安。即使走在街道上，仍然會有一些莫名的慌亂。最嚴重的情況當屬停電時，我會感到難以言喻的暴躁、焦慮。」

黑暗恐懼症產生的深層原因沒有統一的定論。心理學家榮格認為，怕黑是人的本性。有實驗證明，嬰兒在黑暗裡會哭。榮格認為，這是人從遠古時代遺傳下來的「集體無意識」，人人都會有。但是，對於不同的個人來說，許多過去的經歷，尤其是童年期的經歷，會使「怕黑」的本性帶上一些特殊的詮釋。

或許對一些人來說，怕黑的根源在於缺乏安全感，或者說是感到孤獨與無助。因為他們小時候缺乏雙親的關愛，特別是父親的關愛。

性別差異心理學認為，男性常常作為一種強勢的象徵，給人以安全感。自小失去父親的人，對母親極度依賴，使其不自覺地把一些女性的特徵內化到自己人格中去。這就是導致其之後始終渴望有一個肩膀讓自己依靠的重要原因。

那麼，我們應該如何克服這個問題呢？

首先，把能引起你緊張、恐懼的各種場面，按由輕到重的順序列成表（越具體越好），分別抄到不同的卡片上，並按順序依次排列好。

其次，坐在一個舒服的座位上，全身放鬆。進入鬆弛狀態後，拿出上述系列卡片的第一張，想像上面的情景，想像得越逼真、越鮮明越好。如果你覺得有點焦慮跟害怕，就先暫停，深呼吸使自己再度放鬆下來。等完全放鬆後，重新想像剛才失敗的情景，如此反復，直至卡片上的情景不會再使你感到不安和緊張為止。

再次，按同樣的方法繼續下一個更使你恐懼的場面（下一張卡片）。注意，每進入下一張卡片的想像，都要以你不再因上一張卡片的情景感到不安和緊張為標準，否則就不得進入下一個階段。

最後，當你想像最令你恐懼的場面也不會感到不適，便可再按由輕至重的順序進行現場訓練，若在現場出現不安和緊張，亦同樣做深呼吸放鬆來對抗，直至不再恐懼為止。

當你的黑暗恐懼症比較嚴重，通過上述方法仍無法治癒，就需要到醫院接受專業的治療。

暈血

暈血症是由於接觸到或看到、嗅到血液而產生的意識及軀體的一種過激反應。這種病症在意識上有驚恐、心悸、眩暈等反應，在生理及軀體上表現為血壓升高、心率加快、反胃、肢體無力等。暈血實際上是發源於大腦皮層中的意識活動，大腦發出指令，促使分泌相關激素，產生生理及軀體的反應。

一般來說，**暈血症發生的原因有兩方面：生理因素和心理因素。**

在生理方面，這種表現是人在突發事件「看見血」的情景下，精神受到強烈刺激，導致神經血管系統高度緊張，大腦部分缺血時出現休克性症狀。**暈血症是由血管迷走神經反應過**

於活躍所導致，為進化的恐懼反射。這種反應能減緩心率、降低血壓，導致血液流向腿部，大腦供血不足。而流入大腦的血液，含氧量不夠多，從而導致人頭昏眼花，甚至昏倒。當患有恐懼症的人面對令他們恐懼的事物，不會單純出現心跳加快與血壓上升，往往還會伴隨著嘔吐、頭昏眼花與暈倒的現象，暈血症也一樣。

從心理方面來說，暈血症是一種心理疾病，屬於恐懼症中的一種。暈血症屬於特定恐懼。患有特定恐懼症的人一旦暴露於這種情境或正視這種事物時，就會產生嚴重的壓抑感或恐懼感。一般情況下，暈血症患者除不能見血，其他方面與正常人無異。

暈血症一般症狀是暫時性喪失意識，處在淺昏迷狀態，生命跡象穩定。發生暈血時，正確處理方式如下：讓患者平臥，移至環境安全、溫度適宜的地方。解開頸部紐扣，如果口內有異物或痰液要及時清除。有條件的可小流量吸氧，並輕拍肩部，呼叫患者，一般幾分鐘後，患者就能自然蘇醒。休息十~十五分鐘後就可以恢復，必要時需給予藥物搶救治療，但暫不喂水，以防發生嗆咳。

治療暈血症，一般以心理治療為主，服用藥物為輔。

首先，要從消除恐懼入手，主要進行「認知—行為」治療。此方法為矯治恐懼症的基本療法。心理治療師通常會讓患者直接面對所恐懼的物品或場所，用暴露療法或系統減敏法，逐步降低患者對恐懼事物或情境的敏感程度，使患者能從而克服恐懼。關於暴露療法和系統減敏法，會在後面章節進行詳細解說。

此外，通過識別恐懼的根源，進行自信心訓練也可以達到治療效果。服用抗焦慮藥作為輔助性或應急性措施，可以有效預防或阻止因恐懼產生的生理反應，如臉紅、心跳、出汗、發抖等，但應遵從醫囑，少用或者慎用藥物，以免形成依賴。

其次，調整個體的認知態度，保持對血的親近感。面對懼怕的東西，越是走近它、親近它，畏懼感就越淡漠。某些東西本不可怕，往往是因為心理負面暗示和抵抗的態度，才強化了對特定事物的恐懼。所以，要消除「暈血」的困擾，可以從接近血液做起。

那麼，要如何克服呢？可以先從想像訓練開始，想像與血液有關的場景（如輸血、抽血、等情景）。經常這樣練習，可增強抗暈血恐懼的心理耐受力，接著需要在現實中逐步練習，例如觀看捐血的過程，或是觀看電影中的流血場景；若遇到小創傷流血，盡可能親自擦拭血跡或包紮。如此一來，暈血的程度會慢慢減輕，直至克服。但最重要的是，以平常心來對待，才能逐步克服。

動物恐懼

動物恐懼症（Zoophobia）應該和人的天性有關，屬於進化而來的恐懼。人很容易對毛毛蟲、蛇等動物產生恐懼，這是因為很久以前這些東西會危害人類的生命。

對於動物恐懼，美國達拉斯—沃斯堡恐懼症中心主任克拉克．文森經過研究更加證實了其與人的天性有關的說法。克拉克表示：「**這可能是一種與生俱來的恐懼，在原始時代，蜘蛛、蛇等動物為了保護自己和物種的繁育，多數帶有劇毒，人們在漫長的原始社會叢林生活中一旦被蛇和蜘蛛咬傷就可能會死亡，無數次的驚嚇使人天生對牠們有恐懼心理……**」

對動物的恐懼和環境也有很大的關係，不同環境下會有不同的感受。如果在野外看到毛蟲、蛇等動物，雖然會覺得害怕和恐懼，但會認為這很正常；如果在屋子裡發現同樣的東西，恐懼和害怕會強烈很多，有些人甚至會有快要暈厥的感覺。

要緩解和治療動物恐懼症，可以採用「暴露療法」。關於「暴露療法」，會在後面的章節進行詳細講解。

選擇恐懼

十四世紀的哲學家讓．布里丹（Jean Buridan）說過這樣一則故事。

布里丹養了一頭小毛驢，他每天要向附近的農民買一堆草料來餵牠。

有一天，送草料的農民出於對哲學家的敬仰，額外多送了一堆草料放在旁邊。這下子，毛驢站在兩堆數量、品質和與牠距離完全相等的草料之間非常為難。牠雖然享有充分的選擇自由，但兩堆草料價值相等，客觀上無法分辨優劣，牠始終無法確定，究竟要選擇哪一堆好。

毛驢就這樣站在原地，一會兒考慮數量；一會兒考慮品質；一會兒分析顏色；一會兒分析新鮮度，猶豫不決，竟在無所適從中活活餓死了。

這就是著名的「布里丹之驢」。它表示出了一個非常重要的觀點：有時，**自由意志反而會導致「無法作為」**（inaction），即一種由「不確定性」和「過量選項」造成的「選擇決策能力的喪失」。布里丹的這個理論最適宜用來論述選擇性恐懼症。

像布里丹毛驢一樣，患有選擇性恐懼症（Decidophobia）的人不在少數。「中午吃什麼」「買哪種顏色的衣服」都會成為一種困擾。

有選擇性恐懼症的人性格上總是特別猶豫，遇事時很難馬上做決定，使本來很簡單的事情變得很複雜。他們不知道自己想要什麼，「考慮自己要選什麼」不僅會讓他們煩躁，有時還會造成極大的痛苦。

在電影《最愛女人購物狂》中，演員劉青雲便扮演了一名「選擇恐懼症」患者。點一份餐點幾乎能從中午耗到傍晚，更不用說在琳琅滿目的商場買東西了。

為什麼會產生選擇性恐懼症呢？也許很多時候，問題不是出在所要做出的選擇本身，而是在選擇之外。

比如一個成績優秀的大學生，畢業後的去向成了他極大的困惑。他無法確定到底是去A公司還是B公司。反復跟人討論，最終還是沒有結果。其實，他意識不到內心深處對於畢業的恐懼。因為畢業意味著殘酷的競爭、工作的壓力。他不希望接受這份痛苦，所以他的想法就是：一切問題都是我不知道該選擇哪間公司。

產生選擇性恐懼症的原因

・過於追求完美

有人凡事求完美，賦予所選事物太多意義，甚至有些強迫，無法輕易做出抉擇。所以，在做選擇的時候，不要過分追求完美，只要利大於弊就可以。難以抉擇時，則可以根據直覺來做出判斷。

・獨立性差，害怕承擔責任

一些選擇性恐懼症患者的依賴性強、自主性不夠，容易猶豫不決，一旦要做出選擇，就會出現恐懼心理。這種情況在那些被過分溺愛的孩子身上經常出現。

・曾經的心理創傷

有些人曾在重大事務上出現過選擇失誤，比如選錯科系、工作等，導致往後的生活困難、不如意，形成心理陰影。當再次面臨選擇，就會惶恐不安。「一朝被蛇咬，十年怕草繩」就是這種心理。

與選擇恐懼症相關的心理陷阱

需要注意的是，和選擇性恐懼症相關的一些心理陷阱。美國哈佛商學院決策領域教授霍華德・雷法（Howard Raiffa）認為，人們在做複雜決定時，會無意識地掉進一些思維陷阱中，以致做出錯誤的決策。

・「沉沒成本」心理陷阱

「沉沒成本」（Sunk Cost）是經濟學用詞，指已經付出、無法回收的成本，如已經花費了的時間、金錢、精力等。

意指人總是念念不忘已經花出去的成本，並由此繼續堅持錯誤的決定。

比如看電影，開場不到十分鐘就昏昏欲睡，但想著「花了錢買電影票」「不能浪費」，就熬到影片結束，結果浪費的是兩小時做其他事的時間。

或是在戀愛中，明知感情已變，繼續下去不會有任何結果，但因為不捨好幾年的感情、時間、精力，還是不願意分手，就那麼耗著。

・「第一印象」心理陷阱

這是指做決定時，常常受「第一印象」的影響，把對整件事情的判斷都錨定在最初的看法中。

這個心理陷阱很常見，比如一位職場新人剛上班就不小心犯錯，由此上司便對他有了「不可靠」「不細心」的印象。

往後，即便這位新人多次展現出一絲不苟、勤奮認真的工作態度和能力，上司也極有可能因為最初的印象而拒絕重用這位新人。

・「有利證據」心理陷阱

這是指人們一旦做了決定，就會把注意力放在「支持」自己決定的觀點、意見等資訊上，對「否定」的見解視而不見。

這種現象在生活中也常常出現。例如，當做出了不去旅行的決定，就會傾向於看到「旅行容易出意外」「旅行就是花錢買罪受」等資訊；如果覺得哪部電影好看，就更有可能點開那些正面的影視評論。

Chapter 9

突破焦慮思維，走出情緒閉環

生活本身不會產生焦慮，焦慮是人們自己想出來的。所以，要走出焦慮，首先要改變自己的思考方式和行為。

容易引起焦慮的思考方式

思考方式就是人們看待事物的角度、方式和方法，並由此而形成固定的思維習慣模式。一個人的思考方式只要固定下來，在看待任何事情的時候都會不自覺採用這種模式。它對人們的言行起有決定性的作用。在日常生活中，有一些思考方式，很容易引起焦慮。

非此即彼

這是種極端的思考方式，不是全有，就是全無。擁有這種思考模式的人認為事情非黑即白，看不到事情的複雜性和多面性，也沒有中間地帶。

很多人都會有這種經驗，當處在焦慮中，

做錯了一件事或一個決定，你可能會這樣想：「完了，我又把事情搞砸了，我真是一無是處」。這種評價標準是不現實的，生活中很少有非此即彼的情況。沒有一個人是絕對優秀，也沒有一個人是絕對一無是處。

只看事情消極的一面

只會放大消極的一面，其結果是對世界充滿悲觀和焦慮。簡單地說，思考模式消極的人，常常會認為壞事的起因都是自己，好事都是別人或者外界的原因。

在一場足球比賽中，趙濤攻入了致勝的一球，於是教練把他列入了球隊的首發陣容。但沒過多久，趙濤就開始惴惴不安起來，總覺得自己作為首發隊員名不副實，他認為，是對方守門員犯了個錯誤，才讓他得分。雖然訓練非常刻苦，他也一直是球隊中速度最快的球員之一，但他並沒有看到自己為成功付出的努力，而是將自己的成功看成是偶然和巧合。這讓他非常焦慮，甚至影響了他在比賽中的發揮，使得他最終淪為板凳隊員。

把一切看作災難

這種人往往會基於最小的徵兆做出最糟糕的假設。所以，任何不好的事情都會給這類人造成很大的壓力，而且他們會不斷放大這種壓力，從而導致焦慮。

曉曉胃痛了三天，她認為是得了某種不治之症，像是胃癌。她上網查了許多資料，越看越覺得心慌。她甚至認為自己快要死了，於是打電話給自己的閨蜜。閨蜜對她說：「妳這麼擔心，去找醫生看看不就行了嗎？」曉曉特別害怕：「我不去，去了之後萬一確診是癌症，那我不就死定了！」當閨蜜把她強行拉到醫院檢查後，發現她只不過是得了大腸激躁症，是一個因焦慮引起的常見健康問題。

只憑自己的感受判斷

這種人很難清晰理性地思考問題，只要是自己認定的事情，就覺得一定是那樣。他們自以為是，結果往往會給自己造成極大的困擾。

某位女性在男友的手機上看到一條簡訊：「大哥，我是你的唯一。」後勃然大怒，以為原本老實本分的男友劈腿。

她搖醒男友審問一番。對方卻根本不知道這個陌生的電話號碼是誰的。自己又打過去一次，才發現口音和自己老家的人類似，但是真想不出來是誰。可是她就是認為男友出軌了。為此，兩個人大吵了一架。

最後才發現，原來是老家一個孩子的惡作劇。

有時，我們的想法會欺騙我們。其實，真相往往並非如此。

完美主義

擁有這種想法的人覺得不能做到完美的事，就不值得去做。這種苛求往往會讓人產生龐大的心理負擔。

虎子覺得，他必須成為公司裡最好的員工，這樣才能受到老闆的喜歡，才能被同事所看重，不然他做的一切都沒有意義。他對自己的期待特別高，高得根本無法實現。部門裡的任何榮譽都要有他的份，否則工作就白做了。老闆所有的誇獎都只能圍繞著他，只要老闆誇獎了別人就是對他的否定。結果讓他一直對自己失望，對所有事情感到焦慮。

後來，在心理醫生的指導下，他重新設定了目標，結合理想和現實，設定了具體、適合自己的個人目標。他發現所有他認為完美的人都有不完美的地方，完美只是他們向世界展示的一面，了解到這一點後，他的焦慮就減輕了不少。

在生活和工作中，要儘量避免過於完美主義，不要因此把自己帶入焦慮之中，給自己造成痛苦。

正確應對焦慮

焦慮產生時，很多人的第一反應是回避。因為對於患者來說，回避是緩解焦慮最安全的方式。但是，從長遠的角度來看，回避其實是在飲鴆止渴，會磨掉人的自信，使焦慮出現累加效應。所以，不能回避焦慮，而是要正確應對那些焦慮，改變或者換一個角度來想問題。也就是說，要學會換位思考。

關於換位思考，德國心理學家曾做過這樣一個心理學實驗。

他們將受試者分成兩組，給每個人一百美元去賭博。進賭場之前，測試者對其中一組人說：「如果你們選擇不賭，就會失去百分之六十的錢。」結果，幾乎所有人都去賭了。測試者又對另一組人說：「如果你們選擇不賭，就會得到百分之四十的錢。」結果，絕大多數人沒進賭場。

這個心理學實驗，提出了一個十分重要的問題：在處理任何事情時，由於認知和思考的方法不一樣，心理反應不盡相同，引出的結果也可能截然不同。如果用換位思考的方式來應對焦慮，必然會引起截然不同的結果——不焦慮。

大家都會有這樣的經驗，在超市結帳時，總覺得旁邊的隊伍進行得更快。其實如果仔細觀察，會發現，自己站的也不是最慢的隊。當意識到這一點，後悔焦躁的情緒就會小一些。有這樣一個經典的小故事。

一位媽媽養育了兩個女兒，大女兒嫁給了一個賣傘的生意人，二女兒在染坊工作。這使得這位母親天天憂愁焦慮。天晴了，她擔心大女兒的傘賣不出去；下雨了，她又憂傷二女兒染坊裡的衣服晾不乾。她這樣天晴也愁下雨也愁，沒多久就白了頭。

一天，一位遠方親友來看她，問明焦慮的緣由後對她說：「下雨天，妳大女兒的傘好賣；晴天，妳二女兒染坊生意好。對妳來說，天天都是好日子，妳幹嘛憂愁呢？」

老媽媽轉念一想：「是呀，我真是老糊塗了。」從此，她每天都高高興興的，人也越活越年輕。

可見，只要能轉換想法，同樣一件事，就能讓自己從焦慮變為快樂。

除了轉換想法，還可以將對長期性問題的憂慮，轉移到每天固定的事情上。這樣，焦慮就會在行動中漸漸消失。與其擔心自己的身體狀況，擔心孩子的考試成績，擔心老公有外遇，不如回到每一個當下去行動。

人在做決定時經常猶豫不決，世界級焦慮治療專家 Elna Yadin 博士說：**「先做決定，然後使它成為正確的決定，立即去行動。從而把我們從擔憂和不確定的黑匣子中拯救出來，幫助我們掌握當下正在發生的事。」**

許多人把今天用在後悔過去、擔心未來。然而，我們擁有的只有今天，每天至少有十五萬人離去，而他們不再擁有今天。過好每個當下，自然不會後悔過去、擔心未來。

如果不知道如何開始，可以**從小目標開始行動**。行動時，不能急於求成，要有耐心。當完成一個個小目標，也就自然而然地完成了大目標。

總之，正確應對焦慮是要轉換角度，或者轉移到當下的行動中，這樣才不至於沉浸在焦慮的情緒中無法自拔。跳出焦慮，一切將快樂美好。

理解並接納焦慮

很多時候，焦慮就像一個處於叛逆期的孩子，越管它，越硬著來，它就反抗得越厲害。這其實和治理水患是一個道理——堵不如疏。想必大家都知道大禹治水的故事。禹的父親鯀用封堵的方式治水，結果失敗了，被舜所殺。禹則用疏導的方式治水，結果成功了。對待焦慮也要用「疏」的辦法。至於要如何「疏」呢？關鍵在於理解，並最終接納焦慮。

我曾經深受焦慮等負面情緒的困擾和折磨，特別是在高中的時候，整天悶悶不樂，總是莫名感到緊張與焦慮。對我而言，就像是一個揮之不去的噩夢。

上了大學之後，我發現它影響到了我的學習、人際關係、愛情等，大學生活一團糟，覺得自己很沒用。每天都希望這種莫名的焦慮可以滾遠點，但它就像影子般黏著我。越希望它消失，那種不安的焦慮感就越強烈。

為了擺脫焦慮等負面情緒的困擾，我閱讀了許多書籍，期望能學到緩解負面情緒的方法。但實際上沒起到任何效用。最後只能失望地安慰自己：「隨它去吧，至少我還活著。」便徹底放棄了抵抗，但反而因此找到了克服負面情緒的方法。對焦慮繳械投降，竟然陰錯差陽地找到了克服它的方法——接納。

以下是我的心路歷程，希望給曾經和我一樣飽受焦慮折磨的人以借鑒。

通常情況下，出現焦慮、悲傷、憤怒、心跳加速等反應的時候，會習慣性地去抱怨與逃避，並否定自我。

反復的抱怨對消除那些消極心理沒有任何作用，只會使自身陷入更深的痛苦之中。抱怨之後會開始逃避，強迫自己去逃避焦慮。但越是這樣想，腦海中又會回響一遍「焦慮與猜疑」。最終，它會讓我們變得越來越痛苦、消極，甚至崩潰。

當時我就是這種狀況。身心飽受摧殘，抗爭也無濟於事，只能絕望地放棄抵抗，任由痛苦在自己身體裡肆虐。可當我發現當放棄抵抗，坦然面對一切的負面影響之後，反而痛苦感沒有以前那麼強烈了。慢慢地，這種心靈上的痛苦會消失，我也不知不覺從陰影中走了出來。為什麼自己放棄抵抗，負面情緒帶給自己的影響反而會變小，直至慢慢消失呢？後來，我想其實和道家思想中「以柔克剛」的的道理相同。敵人非常強大，我們完全不是對手，這時要避其鋒芒。萬物都會面臨一個由盛轉衰的過程，只是昌盛的時間長短不一罷了。等到對方轉衰，我們就迎來了勝利的機會。負面情緒也是一樣，當我們什麼也不做，什麼也不想，放任它肆虐，它反而會很快消失。

在嘗到了「放棄抵抗」的甜頭之後，我開始思考，為什麼我一定要等到發現自己抵抗不了之後才放棄？為什麼不在一開始就放棄，這樣就不必承受那麼多的痛苦。換句話說，焦慮來臨的時候要敞開大門迎接它，也就是接納負面的自我。

其實，人從一出生，就被刻畫出了兩個自己，正面與負面的自我。這兩個「自我」會在我們成長過程中視情況交替出現。正面的自我出現時會感到開心，負面的自我出現時也不必煩惱。因為那也是我們自己，我們唯一能做的就是包容與接納。

從小到大，因為受到外界各種各樣法則和價值觀的影響，對自我認知出現嚴重的偏差，認為應該要積極向上、追求成功，似乎唯有那些東西才能讓我們實現自我價值。相反地，出現負面的東西時，會厭惡，想要避免、逃離，認為它們不能讓我們正常做自己。試想，我們去抗拒自己、去逃避自己最真實的表達，又怎能不痛苦？所以，需要學會的就是愛與包容。當感到莫名焦慮或恐懼，坦然接受，靜下心來，仔細去感受負面自我的到來。

當學會接納負面的自己，就沒什麼可以傷害到我們了。

患者通過自己的實踐摸索和思考，找到了走出焦慮的有效方法——接納。不逃避、抵抗，順其自然，理解接受，最終讓自己的人生體驗達到了一個新的高度。

不要太在意外界的評價

太在意外界評價是導致焦慮產生的重要因素之一。很多人的焦慮不是來自於自身，而是來自於外界。「老闆是不是討厭我」「我這樣做會不會讓她不高興」「我說這話一定會讓同事看不起」「遇到這種情況，他會怎麼做」等。外界的評價和看法成了很多人沉重的包袱。

吳可的苦惱和焦慮來自於堂姐吳欣。兩人年齡相近，從小開始，雙方家長就會互相比較，誰先學會說話、走路，誰比較乖巧、討人喜歡……這些都是家長們津津樂道的話題。上學後，成績自然成了大人們的重要話題。吳可在某次考試取得高分，父母高興地表揚了她幾句。後來，當吳欣考得更好，所有人的注意力又都集中在了吳欣身上，紛紛誇讚她，還送了禮物，而吳可完全被忽略了。她第一次深刻體會到了失落和孤獨的滋味。

然而，兩人的比較並沒有隨著長大而消失。出社會後，長輩們開始稱讚吳欣工作出色，薪水高，為人處世遊刃有餘；而吳可在大家眼裡則變得中規中矩，和人相處也不懂得變通。更令她感到痛苦的是，她也在不自覺中與堂姐進行比較。就連穿件新衣服，她都會想，吳欣穿起來可能比自己更有氣質，對自己逐漸失去自信。

沒過多久，吳欣升職了，還交了男朋友，她的成功讓吳可的父母非常羨慕，同時也讓他們對自己的女兒失望至極。她認為，正是因為自己的原因讓父母抬不起頭來。漸漸地，吳可不再願意參加兩家的家庭聚會，排斥在家裡談論自己的工作和感情，覺得自己很無能，什麼事都做不好，情緒低落到了極點。

吳可的狀況在於她太在乎外界的評價，自我認同感太差。而造成這種結果的最大責任者是她的父母。父母從小就給吳可建立了對比參考的標準（吳欣），並在不斷對比中打擊了吳可的自信，從而使得「在意別人的看法」內化為吳可的一個「基本習慣」與「核心信念」。

從心理學的角度來說，個體在衡量社會性事務時，會選擇一個的視野或角度，被稱為「參考構架」。我們正是透過這個參考構架來進行社會比較，而所選擇的物件在很大程度上決定了所產生的心理感受。如果比較的物件是個體生存環境中無法克服的異己並且是優勢地位，該個體的自尊與自信便受到挫傷。就像吳可，她所面對的參考物件是比自己優秀的吳欣，所以她受到了傷害。而且這種傷害是一個持續多年的過程，這就更加重了她的焦慮、不安和恐懼。

因此，我們要敢於做自己，不要陷入焦慮痛苦的旋渦中無法自拔。當然必須要弄清楚自己在意外界評價的原因，並採取恰當的措施予以干預。過度在意外界評價的原因主要有以下六點。

1. 害怕與別人衝突

為什麼會在意？主要原因有兩個：因為愛，所以在意；另一個是害怕，害怕和別人起衝突，害怕別人對自己發火、冷落自己，或對自己使用暴力、被拋棄，正因為有這麼多的害怕，所以才會很在意，避免引起這些不好的事情。

2. 太自卑

自卑的人會過度在意別人對自己的評價和看法。而且，越自卑越在意，越在意越自卑，最終走入惡性循環之中。

3. 太敏感

敏感意味著一個人的心理承受能力差，多愁善感，容易受傷，想東想西。正因如此，他們才會對外界的評價和看法做出過度的反應。

4. 經常拿自己與他人對比

不管一個人變得多強大、變得多好，這個世界上總會存在著更強大、更好的人。這也就意味著，我們總有不如人的地方，進而感到挫敗。所以，只要對比，就必然會產生傷害。因此，從一開始就要意識到完全沒必要去和別人比較。只要放棄對比，就沒有痛苦。

5.不能接納自我

當一個人不能夠接納自我，其內心是空洞無物的，也就無法從內部獲得支撐，而不得不從外界尋求認同和力量

6.試圖成為別人

不做自己，以別人為範本和目標，這樣的人一輩子只能是為了外界的評判標準而活。其實，人都有一個理想自我。理想自我與現實自我之間的差距，是導致神經症問題產生的根本原因。所以，我們應該做好自己，正視現實自我，果斷拋棄理想自我化身的「別人」。

當你不再為以上六點而活，你會發現自己變得輕鬆自在了許多，並成為獨一無二的自己。

改變「標籤思考」

什麼是「標籤思考」？我們來看一下下面的事例。

剛入學的時候，看著對面床上戴著眼鏡、其貌不揚、沉默寡言的室友，你可能認為他是一個很「文靜」的孩子。

因為你兩次戀愛都以失敗收場，於是你可能會偏激地認為異性沒一個好東西，都是大騙子。新同事因為塞車第一天上班遲到了，於是你認為他是一個散漫的人。

這些都是標籤思考在發揮作用。標籤思考是指對所有經歷或看到的人事物思考僵化判斷。這種思考的局限性在於，輕率地根據某個人的群體身份而下定論，導致認知與現實產生偏差。在這裡，將重點討論標籤思考的局限性。

我們給別人貼標籤的時候，往往會因此產生不該有的衝突。比如在職場中，老闆會給看不順眼的員工貼上「不稱職的笨蛋」的標籤，並且會討厭他，不時地跳出來指責他。反過來，員工也會把老闆稱為「為富不仁的吸血鬼」，貼上「壞老闆」的標籤，而且一有機會就大肆抱怨。長此以往，公司氛圍就會變得非常糟糕，雙方也會處於焦慮和憤怒之中。其實，員工還是很優秀，老闆也是很不錯的。

除了給別人貼標籤，有些人還常常給自己貼標籤。為自己貼標籤意味著我們基於個人所犯的錯誤，為自己創造了一個完全消極的自我形象。其背後的哲學是，「衡量一個人的標準就是看他所犯的錯誤」。當我們用「我是一個……」這樣的句式來描述自己的錯誤，我們就有了為自己貼標籤的絕佳機會。例如，投資一支股票虧錢時，我們就會想：「我是一個失敗者」而不是「我投資錯了」。這樣就很容易陷入焦慮的困境之中。

晨怡上高一的時候，她的班導要求學生們都要在晨讀時輪流上臺演講。結果輪到她時，卻站在講臺上漲紅了臉，一句話也說不出來。

幾年之後，班上同學聚會，晨怡居然主動當起了主持人。好奇之下，同學們問了她有如此大改變的原因。

她說：「我一直以為自己性格內向，直到上了大學，參加了社團後才發現，我只是不會跟同學們相處而已。從那以後，我越來越覺得自己其實是一個外向的女生。」

標籤的作用很大，假如這個女孩一直都給自己貼著內向的標籤，那麼她可能真的會內向一輩子，永遠也無法感受到與人相處的快樂。

貼標籤往往會形成一種心理暗示，而一些消極的暗示會給人的情緒和身心健康造成很大的傷害。

我們要明白，雖然每個人都可以擁有自己的看法，但如果以單一的角度、僵化的思考去評價，讓想法代替事實，就會造成某種偏見，從而影響我們的情緒和行為方式。所以，我們要努力改變自己的標籤思考，建立理性思考，全面看待問題，不要亂貼標籤。

把欲望關進合理的籠子

我想在工作中出人頭地，名利雙收。
我想住更大更好的房子。
我想悠閒地活著，每年都能出去好好地玩一個月。
我想擁有一輛心儀已久的SUV（運動型多用途車），在高速公路上肆意奔馳。
我想快意地寫作，不受任何生活瑣事的影響。
我想彈一手嫻熟的吉他，打一杆漂亮的撞球。
……
現在，我覺得壓力很大。我的欲望太多，所以才會每天焦慮、感受到壓力。這些欲望已經壓得我喘不過氣來了。

這是一位男士的心聲。「生死根本，欲為第一」。欲望是人性的組成部分，是人類與生俱來的一種本能。欲望無善惡之分，關鍵在於如何控制。如果無法把欲望控制在合理範圍內，讓欲望無限膨脹，就會像這位男士一樣感到痛苦、焦慮。

在現實生活中，許多人的焦慮來自於欲望太多，什麼都想要。

史密斯是一家著名企業的經理，薪資待遇豐厚。當然工作也是異常繁忙。

他在紐約市中心貸款買了一套高級公寓，以及一輛全新的賓士轎車。

為了支付高額的房貸，史密斯不得不拚命工作，每天都處於焦慮之中。

每天早晨是史密斯最痛苦的時刻，他多想再休息一會兒，哪怕十分鐘也好，但因為還有眾多事務要完成他，只能拖著疲憊的身體趕到辦公室，強打起精神開始一天的工作。

他並不喜歡現在的工作，整天要面對客戶、合約、談判、開會，而且要不停加班。在他的內心深處，畫畫才是他想做的事。找一個風景優美的地方，背上畫板，拿起畫筆，靜靜地描繪。可是一想到要放棄現在的工作，豪車、豪宅就成了泡影，去高級餐廳就成了奢望，名牌服裝也會與自己無緣，他很不甘心。

為了享受更多，擁有更多，史密斯仍然在焦慮的旋渦中奮力掙扎著。

史密斯的焦慮不安，是因為他有太多的欲望。為了享受豪宅、豪車、美食和名牌服裝，他不得不被一個自己不喜歡的高收入工作所捆綁。在現實生活中，像史密斯這樣的情況並不少見。這些人中只有極少一部分對自己的現狀感到滿意，絕大多數人或多或少地處在焦慮的狀態中。他們很矛盾，一邊享受生活，一邊接受生活的虐待，在焦慮不堪中「痛並快樂著」。

有這樣一則寓言故事。

曾經有個人非常想擁有一塊自己的土地，於是他就去請求上帝，希望上帝賜予他土地。上帝對他說：「清早，你從這裡往外跑，跑一段就插一個旗杆，只要你在太陽落山前趕回來，插上旗杆的地都歸你。」第二天一早，那個人就開始不要命地跑，眼看著太陽已經偏西了，他還在拚命插旗杆。終於趕在太陽落山前他跑回來了。但此時的他已經精疲力竭，摔倒後就再沒起來。於是，有人挖了個坑，把他埋了。牧師為這個人做祈禱時說：「一個人要多少土地呢？就這麼大。」

我們不要過度追求那些身外之物。人的欲望是無止境的，在紛繁複雜的現實生活中，懂得知足的人才會過得幸福、快樂。

我們必須學會控制自己的欲望，把欲望關進合理的籠子裡。這是緩解焦慮、獲得輕鬆快樂的好方法。

不要設置超出自己能力的目標

如果設置的目標或者標準太高，自己的能力根本就實現不了或者達不到，即使付出很大的努力也不行，那麼就會產生「根本得不到」與「非常想得到」的矛盾，給自己帶來焦慮。

杜絕攀比心理

攀比是導致焦慮的重要原因之一。尤其是拿自己沒有的去與別人所擁有的比。如果非要比，就多拿自己的「長處」與他人的「短處」比。如此一來，內心就會逐漸平衡，焦慮也會自然消失。

焦慮產生的時候，要提醒自己真正的幸福並非「能得到什麼」，而是「現在擁有什麼」。

一切寄託在外在物質上的快樂是短暫的，因為任何東西只是生活的「搭配」。幸福，是內心生長出的力量，只與自己有關的事，與外物無關。

Chapter 10

用冥想來為心靈「排毒」

冥想是去除焦慮的好方法。它會讓浮躁的心靈靜下來，找回真正的自我，獲得身心的健康。

冥想的好處

生活在紛繁複雜的社會中，各種壓力和欲望時刻纏繞著我們，讓人焦慮、煩躁、疲憊，急需找到心靈的「世外桃源」，冥想就是一種非常好的方法。冥想的目的是為了集中精神、放鬆心靈，最終達到對自我意識更清晰的掌控和內心深處的平靜。通過冥想能緩解內心的壓力和緊張，獲得平靜。可以說，冥想就是對抗科技不斷干擾我們生活的解毒劑。

Alak Vasa 是 Elements Truffles（巧克力品牌）的創始人，她在高盛和ITG（投資顧問科技公司）擔任交易員時就開始練習冥想。她說，冥想可以幫助她控制恐懼和憂慮的情緒，即使面對龐大的壓力也不會驚慌失措。「有一次股市暴跌，交易平臺上一片恐慌，亂成一團。多虧了平時的冥想練習，我才能保持冷靜，設法減輕市場崩潰對公司造成的影響。」

Jonathan Tang 是時尚名牌 VASTRM 的創辦人兼CEO。「九一一事件」之後，他將冥想引入了公司。他說：「九一一事件發生之後，我們公司的員工感到很迷茫、很無助。於是我決定找一家冥想培訓機構，帶領大家靜坐二十分鐘。當時會議室裡坐滿了人，因為大家都覺得需要一種平和的釋放方式。靜坐結束後，從未體驗過冥想的員工內心變得很寧靜。這也讓大家更好地投入到工作及家庭生活中去。」

這些實例充分證明，冥想可以降低焦慮值，提高人們的復原力和抗壓力。

冥想不是刻意地想什麼，也不是什麼都不想。是和自己相處的過程，通過自我觀察達到一種和自己和平相處的狀態。在冥想的過程中，我們會發現自己的呼吸時快時慢，肩膀由於積累了很多壓力而緊繃，腦子裡有無數的想法，但這些都沒關係，只要默默觀察就好。這些不論好壞的感覺，就好像天上飄來飄去的雲，或是漲了又退的潮汐，我們又需坐在旁邊看著就好。這世上沒有什麼是永恆不變的，情緒同樣如此。在清醒地覺察和接納之下，情緒會來也會走。而在此過程中，我們和身體的連結加強了，更少地受控於失控的大腦，心情會更加平靜，焦慮自然也會相應減少。

具體來說，冥想的好處有以下五點。

1. 減少焦慮

大腦中有一個叫「自我中心」的區域，身體知覺和恐懼中樞的神經與「自我中心」的連結非常強。當受到驚嚇或存在負面情緒，這個區域會啟動很強的反應，讓我們做出戰鬥或逃跑反應。通過冥想，可以減弱這種神經連結。當再次經歷可怕的事情或者心神不安，就能更理性應對。

2. 增強注意力、認知能力和執行能力

冥想可以增加大腦皮層的厚度，尤其是在有關注意力和知覺的區域，這種皮層增長主要是增強神經元之間的連接以及支撐細胞數量及血管增長。這對增強注意力、認知能力和執行力都非常有益。

3. 提升記憶力

哈佛大學 Osher 研究中心與馬緹諾生物成像研究中心（Athinoula A. Martinos Center for Biomedical Imaging）發現，練習專注冥想的人在受到焦慮、分心等干擾時，能夠更快速調整自己的腦波，提升效能。這種快速調整分心干擾的能力，解釋了冥想者卓越的快速記憶能力

和認知整合能力。

4.提高人體免疫系統能力

冥想者在長時間冥想的時候，大腦左前額皮層活動達到高峰，該區域活動通常伴隨產生正面情緒。

5.增加更多灰質

大腦中的灰質會帶來更多的積極情緒，更持久的情緒穩定狀態以及更高的專注力。另外，衰老會減少腦灰質與降低認知功能，冥想被證實能減弱這種效應。

冥想對我們的幫助很大。最初必須在一個安靜的地方進行，到了一定的境界，就可以在任何時間、地方進行冥想，無論周圍多麼喧嘩吵鬧，都可以獲得自我的平和與寧靜。

靜坐冥想

靜坐是冥想最基礎，也是最簡單的方法。其目的是清除內心的雜念，梳理情緒，使內心獲得平靜，從而達到身心的和諧。

美國心理學家理查・戴維森（Richard Davidson）把靜坐冥想定義為一種教化正向人格特質的心靈修養活動，例如清晰穩定的心境、平穩的情緒、帶著關懷的正念或者愛與慈悲心。一九七四年前後，理查・戴維森和他當時的女友（後來的妻子）蘇珊來到印度北部的一個山區進行禪修。他們在此修行了兩個星期，在沉默中關注自己的思想和感情。從那時起，他便養成了靜坐冥想的習慣。

之後，戴維森回到哈佛大學繼續研究，儘管他親眼看見了通過練習重塑心靈的過程，但是仍然花了幾年時間才把這一領域變成一個合法的研究課題。

戴維森經過全球性的測試發現，大腦前額皮質右額葉的活動更多地與消極情緒有關，而左額葉的活動更多地與快樂和熱情有關。左額葉持續頻繁活動的人通常產生較少的消極情緒，也能很快從消極情緒中恢復。而長期進行靜坐冥想練習的人，左額葉活動更頻繁，右額葉活動不頻繁。也就是說，靜坐冥想能消除消極情緒，產生快樂和熱情等積極情緒。

要想練習靜坐冥想，需要做好以下四點。

1.做好靜坐前的準備工作

找一間具隱密性、安靜通風的房間，比如自己的臥室。

預留出時間，不要在這一時間段內受到打擾。

2. 掌握靜坐時的姿勢

靜坐時雙腿必須盤起。初學盤腿的時候，可能會有麻木或酸痛之感，但請先忍耐。練習一段時間後，自然會好起來。當麻木到不能忍受，可將兩腿上下交換，如果還不能忍受，可暫時將腿放下來，等麻木消失後再繼續盤腿。

靜坐時胸部可微微前傾，使心窩降下。所謂心窩降下，就是使橫膈膜鬆弛。初學靜坐時，常會覺得胸膈閉塞不舒，這表示心窩沒有下降。

靜坐時臀部宜向後稍稍凸出，使脊骨不曲。但不必有意用力外凸，可依循自然的姿勢。

兩手仰掌，以左掌安放在右掌上面，兩拇指頭相拄，安放在臍下跏趺之上。

頭頸要正直，但須自然不可故意挺直，眼睛要輕閉或者微張，口要閉合，舌抵上顎。

靜坐時的呼吸技巧

靜坐的過程中，調節呼吸非常重要。一般來說，呼吸有以下兩種方式：

第一種方式叫自然呼吸，也叫腹式呼吸，呼吸時，一呼一吸都必須能達到下腹部。

呼氣時，臍下腹部收縮，橫膈膜向上，胸部緊窄，以擠出肺底濁氣。

吸氣時，從鼻中徐徐吸入新鮮空氣，充滿肺部，橫膈膜向下，腹部外凸。

呼氣吸氣，均使自然，漸漸細長，達於下腹。

呼吸漸漸靜細，反復練習久了，會在不知不覺中，好像無呼吸的狀態。

第二種方式叫逆呼吸。這一方法主張呼吸宜細長，需達於腹部以及使橫膈膜上下運動等，都與自然法相同。不過呼吸時腹部的張縮，與自然呼吸完全相反，所以稱之為逆呼吸。

呼氣宜緩而長，臍下氣滿，腹部膨脹，胸部空松，橫膈膜弛緩。

吸氣宜深而長，空氣滿胸，胸部膨脹，這時臍下腹部收縮。

肺部氣滿下壓，腹部收縮上抵，這時橫膈膜上下受壓逼，運動更為靈敏。

靜坐時，呼氣及吸氣，宜極靜細，以自己也不聞其聲為宜。

不管採用哪一種呼吸方式都可以，關鍵是要數息。數息就是在坐定以後，默數自己的呼吸，一呼一吸叫一息。

數息的計算方式為：在入息時數一，出息不計數，再入息數二；或在出息時數一，入息不計數，再出息數二。這樣數至十，然後再從一數起，漸漸純熟以後，可數至一百為一個單位。假如沒有數到十或一百，中途心起雜念，就要重新再來，這樣循環安詳地徐徐而數，久久便可純熟。

數息純熟之後，心念也漸入漸細，這時便可進一步放棄數息，用隨息的方法，就是不再計數。

靜坐時想些什麼

靜坐過程中，整頓和控制思想的方法有兩種：系心一處法和返照內觀法。

・系心一處法

剛開始學靜坐的時候，最易發生兩種現象：一是心中浮散，胡思亂想；二是靜坐稍久，妄念較少時，心中昏沉，容易瞌睡。

對於第一種現象，可以採用把意念集中在肚臍的方法。這樣可以防止意識散亂浮動，胡思亂想。

對於第二種現象，可以採用把意念集中到鼻端的方法。使心念向上，可以振作精神，有助調息。

・返照內觀法

返照內觀法也叫內視術。平時，兩目都注視外物，當靜坐時，可先放下身心一切萬緣，合閉兩目，向內細細觀看自己的念頭。對於這些念頭，既不要去攀緣它，也不要去驅逐它，只是耐心地靜靜觀看即可。時間一長，這些念頭便會慢慢消失。這樣念念生起，念念消失，便得念念空淨，讓內心達到真正的平靜和諧。

當然，靜坐冥想需要一個堅持的過程，不可能立刻見效。通常剛開始時會有些困難，只要度過初期的不適，就會慢慢養成習慣，最終讓我們受益匪淺。

正念冥想

正念冥想是冥想途徑之一。

首先，盡可能舒服地坐在座位上。

後背挺直，如果背靠著椅子感覺較更舒服也可以。

儘量伸長脖子，上半身形成一條直線，腳放在地板上，如果覺得交叉著腿不舒服，就把腿放下來。可以把手放在腿上，也可以合起來，只要覺得舒服就行。

接著，如果可以請閉上眼睛，把注意力集中在呼吸上。

深深吸進腹部，然後慢慢地、輕輕地呼出來。這個動作重複幾次。

如果不小心分散了注意力，慢慢把它集中回呼吸和練習上來。

一邊呼吸一邊轉移注意力到身體上，包括腳、小腿、大腿、手腕、腹部、背部。

掃描全身，包括胸膛、脖子、頭。找出身體覺得緊張的地方，再把注意力轉移到上面。

觀察這股緊張感，並學著接受它。

繼續一邊深呼吸，一邊觀察身體部位。哪個部位有這樣的感覺，每呼吸一次就接受它。

感覺沒有對錯之分，只是一種感覺。
繼續深呼吸，吸進該部位，再從該部位呼出來。
一邊呼吸，一邊感受，不管是什麼感覺，感受它。
然後輕輕把注意力從那個部位移開，記得要輕輕地，因為你已經接受它了。
回到呼吸上來，用呼吸洗滌整個身體。
從靈魂開始，從下到上一直到頭，隨著每次的呼吸，平靜感也會跟著加深，體驗、感受這股輕鬆感，因接受帶來的輕鬆，自然狀態下的輕鬆。
再深吸一口氣，慢慢、輕輕地呼出來，吸完下一口氣，睜開眼睛。
我們會發現，正念冥想的核心就是教導我們無條件地接納當下，幫我們感知當下所發生的一切，不加以評判。而從腦科學的角度來看，不帶有評判的覺察會逐漸減輕焦慮感與恐懼感，這是因為腦中特定的神經聯結回路減弱了。
由於正念冥想具有許多優點，有越來越多大公司採用。
Google公司從二〇〇七年就為員工推出了十二門正念冥想課程。
安泰保險公司（Aetna）在二〇一〇年和杜克大學等機構合作，推出兩個正念冥想管理專案——唯尼瑜伽壓力緩解與職場正念。
英特爾（Intel）公司從二〇一二年開始為員工提供「Awake@Intel」正念課程。

這些國際大公司都認為，正念冥想可以提高公司員工的抗壓性，改善他們的專注力、決策力，提高他們整體的幸福感。

雖然正念冥想的優點很多，但我們也不一定有機會上正念課程，那應該怎麼辦呢？其實，結合上述的正念冥想，我們也可以自行練習正念冥想。

將手機、電腦等電子設備放在遠離我們的地方，並從腦海中排除這些干擾因素。

找一個放鬆的環境，舒服地坐著。閉上眼睛，可以從傾聽室內的聲音開始，慢慢放鬆。

把注意力集中到自己的呼吸上，深呼吸。注意力從呼吸蔓延開，延伸到全身的感覺和想法上，尋找自己不舒服的地方。

仔細觀察這種不適，隨著呼吸慢慢觀察，感受和接納這些不適的感覺。

當可以接納不適感後，重新將注意力集中到自己的呼吸，慢慢加深平靜感，通過呼吸加深自己對不適的接納。

接著可以隨著呼吸，回復到平時的狀態，並睜眼。

正念冥想的用處極多，範圍極廣。但是在剛開始進行時，效果往往並不明顯——這並不奇怪。整頓心靈不是一蹴而就的，要把原有的心理活動納入自己所預期的軌道，需要有較強的心理約束力，也需要一定的時間。

燭光冥想

燭光冥想屬於「凝視一點法」，是比較傳統的冥想法，通過凝視燭光並在腦海裡捕捉火焰的影像，逐漸進入冥想狀態。這種方法可以平衡腦波，並調節副交感神經，讓人放下心中雜念，感受當下的內在平靜，從而緩解心中的焦慮和壓力，使心靈更為平靜，精神更為飽滿，自信心更為強大。同時，這種冥想法還可以有效地緩解視力疲勞，改善視力缺陷。下面，為大家具體講解一下燭光冥想的練習方法。

前期準備

儘量選擇光線較暗的練習場所，並準備一根蠟燭。

做一些瑜珈及眼部練習。將蠟燭放置在鼻子的高度，比視線略低一些的地方。

練習步驟

採取最舒適的坐姿盤坐在墊子上，閉上眼睛，開始靜坐、調息（三~五分鐘）。

睜開眼睛後，開始從四個方向轉動眼珠，讓眼睛活動一下：向上關注眉心，向下關注鼻尖，向左關注左眼眶，向右關注右眼眶（每個方向要保持五～八個呼吸）。

然後再閉上雙眼，眼珠朝順時針方向轉動，再朝逆時針方向轉動（從慢到快，再到慢）。接著輕輕搓熱手掌，將手掌心放在眼睛上（注意不要貼著眼睛），感受掌心的溫度。

輕輕睜開眼睛，視線由上向前移動到燭光上，開始凝視燭光三～五分鐘。凝視時，眼睛不要過於用力，也不要眨眼，眼淚流出來時就輕輕閉上雙眼，在眉心處繼續觀想（此步驟進行三次）。

三次結束後，輕輕睜開眼睛，視線由上向前移動到燭光上，開始凝視燭光中最下方的藍色光圈三～五分鐘。然後輕輕閉上眼睛，在眉心處繼續觀想。

一會兒後，輕輕睜開眼睛，視線由上向前移動到燭光上，開始凝視燭光周圍金黃色的光芒三～五分鐘，每次吸氣將這股金黃色的光芒帶到你的心輪（心臟周圍、胸線）。光明會進入你的心輪。然後閉上眼睛，在心輪處繼續觀想。

接著輕輕睜開眼睛，視線由上向前移動到燭光上，開始凝視整個燭光三～五分鐘，這時我們能感覺到燭光與自己合而為一。

閉上眼睛，觀想燭光周圍金黃色的能量包圍著自己。

最後鬆開雙腿，側向一邊躺下來，全身放鬆。放鬆一會兒後，起身吹滅蠟燭，練習結束。

注意事項

在練習過程中，可以戴眼鏡，但不能戴隱形眼鏡。因為練習中流淚會讓隱形眼鏡移動，刺激角膜。做過眼部手術的人（如近視眼手術）最好先諮詢醫生。

冥想時距離燭光一〇〇公分～一五〇公分處，如果覺得眼睛不會很快流淚，可以坐得近一點，但是要確保在一〇〇公分～一五〇公分處。凝視燭光時最好不要眨眼睛，要忍耐住刺痛，眼淚就會流下來，此時注意不要快速眨眼。

練習者可能會有流淚或眼睛酸脹的感覺，這是正常現象。如果感覺非常難受且的確無法集中精神，可以選擇其他冥想方法。

練習過程中，不要用手去碰觸眼睛，此時的眼睛非常敏感，讓眼淚自然流下來即可。

患有憂鬱症的人不可以進行燭光冥想練習。

瑜伽冥想

瑜伽冥想就是運用瑜伽姿勢，結合呼吸調節，讓心情徹底放鬆，將注意力集中在某一特定物件上進行冥想的方法。

瑜伽冥想的作用

瑜伽冥想可以增強身體的能量，加快新陳代謝，由內到外調理身心，去除體內的廢氣，使人內心平靜。

除此之外，它可以平衡體內的荷爾蒙，心靈方面可讓人開朗，身體方面則是有效預防多種疾病、消除緊張和工作疲勞、增強注意力、矯正不正確的坐姿，適合久坐辦公室的人練習。其優點還有調節內分泌，對各種婦科疾病有一定的治療作用。

瑜伽冥想是通過冥想和宇宙溝通的瑜伽，可以讓人與宇宙更加接近，發掘內在潛能。

很多人以為瑜伽冥想很神祕，其實冥想狀態和人熟睡的時候有幾分相似，都是在安寧狀態下，在尋找自我、還原自我中獲得內心的平靜，從而發現身體深處龐大的力量，只不過後者是在睡眠中，人們無意識地忘記了自我，而前者是在清醒的狀態下。

如何練習瑜伽冥想

開始練習瑜伽冥想之前，首先要選一個瑜伽坐姿。瑜伽姿勢能擠壓並按摩內臟器官，使它們發揮出最佳功能，還能調節荷爾蒙的分泌，對情緒、心態、新陳代謝、免疫功能以及生殖系統都有著強大的影響。

瑜伽坐姿比較多，比如全蓮花座、半蓮花坐、至善坐、吉祥坐、簡易坐、金剛坐等。剛開始練習瑜伽坐姿時，如果勉強坐得太久，很容易因為身體酸麻脹痛而對瑜伽坐姿練習產生退卻之心，所以最初練習以「短時多次」為宜，慢慢地，就能享受到打坐的樂趣。練習瑜伽坐姿時，要保持腰背挺直，下頷內收，使頭部、頸部和脊椎保持在一條直線上。此外，練習全蓮花坐時，注意膝蓋不要上浮。

選好坐姿後，可以嘗試先做五分鐘的深呼吸，然後再讓呼吸平穩下來，建立一個有節奏的呼吸結構，吸氣三秒，然後呼氣三秒。

如果意識開始游離不定，就把它輕輕引回來。既不要強行集中注意力，也不要讓意識毫無控制地東遊西蕩。安靜下來之後，再讓意識停留在一個固定的目標上面，可以在眉心或者心臟的位置。

利用自己選擇的冥想技巧進入冥想的狀態。冥想中，要清晰地體驗模糊不清的情緒，包括積極正面的情緒和消極負面的情緒，仔細回顧負面情緒產生的全過程，在哪個環節上做出了不符合事實的判斷，或是回想快樂的時光、甜蜜的時刻等。

冥想大約十五分鐘後，通過丹田運氣來調節呼吸，從而排出體內的濁氣。這時，整個人會處於昏昏欲睡的狀態，身心會放鬆下來，請靜靜享受這份難得的寧靜和輕鬆。

瑜伽冥想是需要靜下心來的運動。現在很多人開始學習瑜伽，並通過瑜伽冥想獲得了正能量。同時，練習瑜伽的時候，最好能有專業老師進行指導。而且，練習時一定要注意，所有動作都要量力而為，不可勉強。

願景冥想

願景就是所嚮往的前景，是人們生活中重要的精神支柱。正因為有願景，人們才願意不斷付出努力與堅持。例如，若不是心中有個「溫馨的家」的願景，或許沒有人會願意背負房貸壓力；如果心中沒有「希望孩子功成名就」的願景，父母們大概不會拚命地工作為孩子付高額的學費。

願景冥想就是把願景引入冥想中的一種方法，是借助人的想像力，在腦海中構建美好的願景，以此來激發生命的能量，並實現內心的安寧和諧。在生活和工作中，經常做這樣的冥想，可增強自信心，從根本上消除自卑、沮喪、氣餒、灰心等負面情緒。

進行願景冥想之前，首先要明訂定好自己的願景，要達到怎樣的效果。假如現在只是公司的普通員工，願景是五年後成為公司經理，年薪達到百萬。根據這個的願景，便可以展開想像：那時的自己已經當上了經理，受到下屬的尊重和敬仰，帶領下屬創造更大的業績。擁有高額的年薪，給予父母、伴侶和孩子美好的生活，讓他們住在寬敞明亮的大房子，帶他們去度假旅遊……盡可能去想像，讓畫面更清晰，甚至讓裡面的每個人都有清晰的形象。儘量避開任何會造成壓力或困難的阻力，想像正面而積極的場景。

當確定好明確的願景，就可以進行願景冥想，把願景帶入冥想之中。通常情況下，進行願景冥想都是因為在工作或生活中遇到了挫折或者困難，需要自我激勵時。

我們可依據以下步驟來進行願景冥想（全程三十分鐘）。

選擇時間、地點和姿勢

時間選擇：選擇一個不是很疲累的時間，並保證至少有半小時不會被打擾。

地點選擇：安靜的地方，在床、沙發或椅子上。

姿勢選擇：可以坐著或躺著，坐的好處是不容易睡著。不管是哪種姿勢，避免兩腿交叉，儘量保持舒適的狀態。

呼吸誘導

做好上述準備後，就可以開始誘導了。均勻地呼氣、吸氣，採用腹式呼吸（吸氣時鼓肚子，呼氣時癟肚子），感覺氣流穿過全身。我們平常一般是用胸式呼吸，呼吸較淺。用腹式呼吸能加深氣體的交流，而且有很好的鎮定安神作用。

誘導階段也可放些輕音樂或點一些香薰，這些可按個人的習慣和條件而定。

願景想像

這是最為關鍵的一步。通過呼吸誘導進入狀態以後，就要把願景引入冥想。

首先要相信設定的願景已經發生，並感受當下。

先將自己置於所希望的環境中，如果只是想要變得更幸福，可以想像自己處在最愜意的小環境中。

可以想像自己已經住進別墅，巡查別墅的每一個角落，感受在裡面生活的愉悅。

如果沒有其他想法，可以想像自己在春天的早晨，腳踩在綠色的草坪上，從腳下傳來舒服的柔軟，一陣春風吹過，能聞到茉莉花的香味，還夾雜著淡淡的草香。周圍偶爾飛來幾隻蝴蝶和小鳥，遠處還傳來小鳥的叫聲……。

要從頭到腳去體會：用眼睛看，用耳朵聽，用手摸，用心感受。不斷在腦海中重現場景並確信其存在，使自己越來越相信它的真實性。要全身心沉浸在願景中，充分享受其中的美好。

結束冥想

可以通過自我喚醒的方式，動動手指或腳趾，慢慢一個器官一個器官地去喚醒全身。清醒過來之後，願景冥想便結束了。

冥想時，要讓願景具體化、清晰化，並且深深記在大腦中，回到現實後，就能夠隨時拿出來激勵自己。

意義冥想

意義冥想就是仔細思考做某件事的意義所在。許多人在工作的初期充滿理想、抱負。雖然未來的道路很漫長，但我們有明確的方向，也有十足的工作動力。隨著時間的增長，當夢寐以求的東西陸續到手，就會突然感覺前面的道路變得迷茫，不知道自己今後的工作和生活是為了什麼。於是被工作搞得身心俱疲、焦慮不安。這時就需要進行意義冥想，重新找回生活的意義。

講述意義冥想之前，先來看一下奧地利著名的精神醫學和心理學家弗蘭克（Viktor E. Frankl）開創的意義療法（logotherapy）。

意義療法是在治療上著重引導患者尋找和發現生命的意義，幫助消極的人樹立明確的生活目標，最終以積極向上的態度來面對和駕馭生活的心理治療方法。

其實，意義療法的發明者弗蘭克本身就是意義療法的最大受益者。

第二次世界大戰爆發後，身為猶太人的弗蘭克拒絕了美國為他簽發的移民簽證。後來，他被納粹黨送進了集中營。他在那時失去了所有家人，只有他與妹妹一起活了下來。當時的他一無所有，而且隨時面臨死亡的威脅。只能在漫長而痛苦的生命長河中苟延殘喘。

在那段日子裡，弗蘭克認為唯有死亡才能獲得解脫，但也因此啟發了開創意義療法的靈感。最後他之所以能夠活下來，也是因為當時他已經開始思考和總結意義療法的框架。

他在集中營的主要工作就是不停挖地溝和隧道。他經常在寒冷的冬天穿著十分單薄的衣服勞動。當時，他認為自己除了生命，已經沒有任何東西能喪失了。

那時候只有「服從生活的命令」，這樣的生活從另一方面又警示了弗蘭克，意義的答案不止一個，每個人都需要找到一個特殊的理由活下去。像是有些人可以為了保持尊嚴去忍受痛苦，有些人在絕望中依然對生活有所期待，有些人為了親友的愛而繼續活下去。

他認為，要在像納粹集中營這樣的極端環境下生存，要具備一種挑戰者的精神。這種挑戰的精神可以在波蘭人和法國人的反抗中發現，許多自由鬥士獻出了自己的生命。雖然肉身已死，但他們的道義勇氣和挑戰的精神永存，賦予他人克服苦難的勇氣並追尋更美好的未來。他們發現了值得為之而戰、為之而死的東西，使自己的生命充滿了意義。

從集中營回國後，他認為：人在任何情況下，都有選擇行動的能力。包括在痛苦和面臨死亡之時，都能夠發現生活的意義。在人的人格動機體系中，起支配地位的是意義與意志，它對人的心理健康起著非常重要的作用。這是意義療法的核心內容。

弗蘭克認為，活得有意義是人生活的基本動力，並具有以下四個特徵：

1. 對自己認為有意義的目標努力。
2. 具有可行性的目標或行動。
3. 付出得越多，可能獲得的就越多。
4. 意義感在人的一生中能夠改變或改進。

在工作中，每個人都有機會了解到不同人的人生方向與目標。例如，一個商人可能在商業方面獲得了巨大的成功，但心裡卻一直藏著成為一個藝術家的夢想。每個人都在用自己的方式，尋找著屬於自己的人生意義。

找到人生的意義不僅是一項巨大挑戰，同時也能獲得最大的滿足。而意義療法就是在人們絕望之時，轉變人的觀念，讓人找到屬於自己生活或生存意義的基本方法。

把弗蘭克的意義療法和冥想結合起來，就可以進行意義冥想。當失去生活意義，就可以做意義冥想。

意義冥想與願景冥想非常相似，唯一不同的就是內心平靜之後想像的內容不一樣。意義冥想需要認真想的問題包括以下三點。

如何看待工作

或許有些人已經對自己的工作失去了興趣和新鮮感，甚至開始厭倦和反感，心力交瘁，找不到任何成就感。重新思考這些問題，無疑非常重要。

其實，從事哪份工作並不重要，重要的是如何從事這項工作，對工作持有的態度。只有積極、有創造性、有責任感的態度，才能賦予工作意義。而對有些人來說，工作已經成為填補他們空虛生活與為了生存而不得不為之的手段。若以這樣的態度對待工作，工作就是苦役，是每日無休止的折磨。

當把工作上升到實現人生價值的高度，就會明白工作對於生存的意義。如此一來，任何工作難題都不太容易給我們造成焦慮和困惑。

如何看待愛情

弗蘭克將兩性之間的關係分為三個層次：生理、心理及精神。這三者分別對應著性、情和愛。

在生活中，很多人只顧愛戀帶來的緊張或不相信愛的存在，因而回避一切愛的機會，將兩性關係降到較低層次。對於這些人，意義冥想的重點在於，學會並樂於接受「九苦一甜的愛」，並學會承擔愛情帶來的責任。

對於一直單身、沒找到對象的人來說，意義冥想的作用是讓其明白愛情的本質不是索取，而是通過付出得到一種幸福的體驗。體驗愛情的幸福才是愛情的意義所在。

對於失戀者來說，意義冥想的作用是讓其懂得獲得愛情不是占有對方，而是看著被愛的人幸福。讓被愛的人獲得幸福，才會地久天長。

如何看待苦難

在苦難中，可以得到機會去實現最深的意義與最高的價值——態度的價值。因為正視命運所帶來的痛苦本身就是一種進取，而且是人所具有最高層次的精神進取。

苦難可以使人遠離冷漠與無聊，變得更為積極，從而成長與成熟。當然，只有在痛苦不可避免的時候，忍受痛苦才有巨大的價值。

從某種意義上來說，當發現一種受難的意義，如犧牲的意義，受難就不再是受難了。否則，苦難就是實實在在的苦難，忍受也沒有什麼意義。

上面三點囊括了讓人焦慮困惑的絕大部分問題，當真正想明白了其所包含的內容，意義冥想的效果才會明顯。

Chapter 11

用專業「工具」走出焦慮

有時，通過冥想、自我心理調整等方法並不能應對焦慮的挑戰，此時就需要更專業、更具指導性的方法。釋放療法、音樂療法、系統減敏療法、暴露療法、森田療法等都是非常有效的專業「工具」，能幫助你更徹底走出焦慮。

釋放療法

傾訴是緩解焦慮的好方法。感到焦慮時，不要自己一個人死撐著，這樣只會讓焦慮更加嚴重。這時，最好的方法就是找一個信任的人，大膽說出自己的焦慮。

傾訴可以讓心靈表層的汙垢慢慢褪掉，使煩悶浮躁漸漸消失，獲得平靜，否則「心靈結石」鬱積得太多，就會不堪重負。心理學家已證明，傾訴可以使人心靈舒暢，幫助人們保持健康心態。

美國波士頓曾經舉行過一個特殊的世界醫學會議，這個會議每週一次，參加的病人需預先接受整套醫學檢查。這其實是一個心理治療班，正式名稱為應用心理學，主要目的是說明憂鬱成疾的人擺脫困擾。他們的治療效果很好，而其治療祕訣就是「**痛快地說出來**」，讓患者盡情傾訴。

最早發現這個祕訣的人是派拉特醫生。一九三〇年，派拉特醫生發現了一個特殊的現象，某些來醫院就診的病人在生理上並沒有任何明顯的症狀，但他們確實被痛苦所折磨。奇怪的是，經過一系列的醫學檢查後發現，這些人在生理上並無病變。

經過研究分析之後，派拉特醫生發現，這些人的病因不在生理，而在心理。他們所遭受的痛苦都是自己想像出來的。這其實比生理上的問題更麻煩。告訴這些病人：「沒事，別擔心！回家忘了它吧」是沒有用的。他們也不願意胡思亂想，可是就是無法控制住。

發現病因的派拉特醫生開始研究如何解決這個問題。於是，他嘗試著開了一個心理實驗班，讓病人傾訴出自己的煩惱。「我們的術語叫『倒垃圾』，你可以到這裡來暢談你的煩惱，直到你徹底不在意它。獨自擔驚受怕，是造成神經緊張的主要原因。每個人都需要別人來分擔憂慮與煩惱，需要世界上有人願意傾聽我們的想法並了解我們。」

派拉特醫生的嘗試非常成功。幾年下來，數千名病人都因他痊癒了。

有位女性九年來一直參加實驗班。她說第一次來上課的時候，一直相信自己腎臟不健康，心臟也不正常。她精神緊張，擔憂自己隨時可能會失明。現在，她已變成了一個自信開朗、身心健康的女人。對此，她表示：「以前我一直為家人擔憂，整日煩躁不安，甚至差點自殺。但自從在這個心理輔導班上了解到憂慮造成的影響後，我開始學著不再煩惱。坦白地說，現在日子過得輕鬆多了。」

通過傾訴來緩解焦慮確實是一個好方法。俗話說：「能分享快樂才是更大的快樂，能分擔痛苦才能減輕痛苦。」不愉快的事情隱藏在心裡，只會增加心理負擔。如果找人傾吐煩惱，心情就會舒暢許多。

當然，傾訴需要勇氣。有些人不喜歡傾訴，多是礙於面子或自尊，以維持堅強的外表。其實，傾訴不丟人，只是把自己最真實的感受說出來，以獲得別人的幫助。無論是誰，都會遇到這種情況，大家都一樣。

如果實在不願意向別人傾訴，那可以向自己傾訴。心理學家也說：「**當你試著和自己說點什麼，心理上已經產生了一種壓力反應，可以中和不良情緒。**」「和自己說點事」與「事事都向別人傾訴」相比，前者不會過分公開隱私，為我們保留了更多私人空間。因此，當找不到合適的傾訴物件，不妨試著自我對話或是寫日記。

可以說，能大膽說出自己的焦慮時，已經在勇敢地直面焦慮，為走出焦慮開了一個好頭。

音樂療法

音樂是生活中很重要的元素之一，不同的音樂會使人產生不同的感覺和情緒。音樂療法是通過音樂所產生的頻率和聲壓，刺激大腦皮層，使之產生興奮元，達到改善情緒、振奮精神的目的。這種方法可以幫助人們有效減輕心理壓力，降低緊張感，消除焦慮、憂鬱、恐懼等不良情緒。音樂療法是治療焦慮的重要方法之一。

波蘭政府於一九七二年，根據幾位病理學家和音樂學家的建議，設立了第一個「音樂治療研究所」。不久之後，英、美、日等國有醫院也隨之採用了音樂治療的方法。

音樂對焦慮的治療作用

・調整心態

患有焦慮症的人大多性格內向，缺乏自信，遇事易猶豫不決。這種人在高度緊張或面對過重壓力時，會表現出焦慮、恐慌、煩躁、食欲不振等症狀。採用音樂治療法，可以增強他們的自信心，讓其對生活充滿希望。

・改變認知

患有焦慮症的人通常是因為太過注重某些事情，甚至到了偏執的程度，而實際上，這些事情並沒有他們認為得那麼重要。他們的認知加重了自己的心理負擔，變得易怒、易猜忌。通過音樂療法，能夠逐漸改變他們對事物的看法，確立正確的世界觀與價值觀。

・改善睡眠

一般患有焦慮症的人都伴有失眠，經常會把一些問題帶進睡眠中，嚴重影響到睡眠品質。而音樂療法可以放鬆大腦，將雜念驅逐出去，確保睡眠品質。充足的睡眠對緩解焦慮有很大的作用。

音樂療法對於焦慮的治療效果非常明顯。欣賞音樂的時候，其實就是在融入並隨著音樂改變自己的心境，就像是進行了一次「消毒」掃描和垃圾清理一樣。

不同的音樂會賦予我們不同的環境、氛圍和感受。因此，選擇音樂時要根據自己的具體情況來進行，不能隨便選擇。

音樂治療的注意事項

進行音樂療法之前，要找一張舒適的椅子坐下並閉上雙眼，儘量全身保持放鬆。

選擇能夠讓自己心情獲得釋放的音樂，但因每個人的需求不同，所以對應的音樂也不一樣，一定要選擇讓自己聽著舒服的音樂。

每次療程十五～三十分鐘，至少持續三個月，直到感到自己擁有了強大的意志可以抵禦焦慮為止。

系統減敏療法

系統減敏療法（systematic desensitization）又被稱為交互抑制法，是由美國學者約瑟夫·沃爾普（Joseph Wolpe）創立和發展的。這種方法主要是誘導患者緩慢地暴露出導致焦慮和恐懼的情境，並通過心理的放鬆狀態來對抗這種焦慮情緒，從而逐漸達到消除焦慮或恐懼的目的。這種方法在前面的案例中已經有所涉及，以下將詳細闡述。

一般來說，系統減敏療法分為三個步驟：第一步為放鬆訓練；第二步是建立焦慮或者恐懼的等級層次；第三步是進行系統減敏。

通過下面這個案例可具體說明一下系統減敏療法。

張小姐是一名研究生。從半個月前開始，開始有失眠、多夢、緊張焦慮等症狀。原因在於，她要參加學術報告會，這是她第一次站在臺上面對一百多人用外語演講。雖然她的學習成績非常好，但性格比較內向、膽小，而且還有追求完美的傾向，這次演講讓她感到了龐大的壓力。她以前有過失敗的經歷，所以讓她認為自己會失敗。

她向心理醫生求助後，心理醫生決定採用系統減敏療法為其治療。

第一步，進行放鬆練習。

身體靠在沙發上，全身各部位處於舒適的狀態，雙臂自然下垂，想像自己處於輕鬆的情緒中，做各部位的放鬆訓練。

放鬆訓練的具體方法：先深吸一口氣，保持十秒，再慢慢將氣吐出來（停五秒），重複一次。

伸出前臂，用力握緊拳頭，感受手上緊張的感覺（停十秒），放鬆雙手，儘量感受放鬆的感覺，可能會感到沉重、輕鬆、溫暖，感受這種感覺（停五秒）。

接著彎曲雙臂，用力緊繃雙臂的肌肉，保持十秒，感受雙臂肌肉的緊張感（停十秒），接著放鬆雙臂，感受放鬆的感覺（停五秒）。

伸直雙腿，腳趾用力繃緊，保持停十秒，然後放鬆雙腳（停五秒）。

腳尖用力上翹，腳跟向下向後緊壓，繃緊小腿部肌肉，保持十秒後放鬆（停五秒）。

用腳跟向前向下緊壓，繃緊大腿肌肉，保持十秒，然後放鬆（停五秒）。

皺緊額部肌肉，保持停十秒，接著徹底放鬆（停五秒），緊閉雙眼停十秒，接著上下左右轉動眼球，然後徹底放鬆（停十秒）。

往後拓展雙肩，保持十秒，然後放鬆（停五秒）。

上提雙肩，盡可能提至雙耳，保持十秒，接著放鬆（停五秒）。

向內收緊雙肩，保持十秒，接著放鬆（停五秒）。

抬起雙腿，用力上抬，彎曲腰部，保持十秒，接著放鬆（停五秒）。

收緊臀部肌肉，會陰部上提，保持十秒，接著放鬆（停五秒）。

當全身肌肉都放鬆，有溫暖、舒適、愉快的感覺時，就達到了合格的狀態。

第二步，設置焦慮情景和層次。

自己一個人前往發佈會的路上——焦慮等級20分（輕度）。

到達發佈會門口看見許多教授、同學也在那裡——焦慮等級25分（輕度）。

會場內看見講臺以及臺下坐著的聽眾——焦慮等級50分（中度）。

會議開始，下一個就輪到自己——焦慮等級60分（中度）。

走上講臺環視周圍人群——焦慮等級70分（高度）。

打開電腦開口說出第一句話——焦慮等級80分（高度）。

第三步，進行減敏訓練。

坐在舒適的位置上，保持室內安靜，採用上面的方法使全身放鬆。

開始想像自己構建的焦慮場景，從低級開始想像，每想到一個場景保持三十秒，要逼真、生動，像演員一樣進入角色，不能回避或停止。

如果想像到一個場景確實出現了緊張焦慮的情緒時，停止想像，做放鬆訓練來對抗緊張焦慮，相反地，想像時沒有感到緊張焦慮則可進行下一級場景的訓練，直到對最高等級的刺激不感到緊張焦慮為止，如出現強烈反應應降級訓練。

這種練習每週進行一～二次，每次三十分鐘。

經過一段時間的訓練之後，系統減敏療法在張小姐身上起到了良好的效果。她完全克服了焦慮，順利完成學術報告會上的報告。

系統減敏療法還有許多變式，基本原理一樣，但具體的方式有所不同。

接觸減敏法

這種方法特別適用於特殊物體恐懼症，例如蛇或蜘蛛等。接觸減敏法有兩項關鍵步驟：

示範和接觸。具體施行時，先讓患者觀看他人處理引起其恐懼的情境或東西，然後讓他一步一步照著做。如果患者害怕的是蜘蛛，就讓他觀看別人觸摸蜘蛛的畫面，再讓他做一些與接近、觸摸蜘蛛有關的活動，而後逐漸接近、觸摸蜘蛛，直到敢於拿起蜘蛛且不緊張為止。

情緒意向減敏法

這種方法主要是通過形象化的描述，誘發患者興奮和歡快的情緒，再用這種積極情緒來對抗由恐怖刺激物引起的焦慮反應。當然，這是一個漸進的過程。比如因失去父母之愛而焦慮的兒童、因夫妻間缺少溫存和關懷引起的焦慮症都可使用這個方法。

自動化減敏法

這種方法很適合患者自行進行。具體來說，就是將患者所焦慮的情境（如喧鬧嘈雜的聲音、擁擠的人群或爬行中的蛇）進行錄音、錄影，而後利用這些錄音、錄影對病人進行治療。這種方法的突出優點是：患者可以在家裡自行實施，不必花費治療者太多的時間，並可以依自身情況決定減敏的速度和進度，這有助於減少減敏治療中的一些不良反應。錄音和錄影中可加入治療者的指導和有關的治癒範例，從而起到指導與示範作用。

使用系統減敏法進行治療時，要注意以下幾個問題。

- 幫助患者樹立治療的信心，要求患者積極配合治療。
- 焦慮等級的建構不能跨度太大。
- 在引起焦慮的刺激出現或者存在時，患者不能出現回避行為或意向，這一環節對治療至關重要。

每次治療後，要與患者進行討論，讚揚其正確的行為，以強化患者的適應性行為，如果減敏效果不好，則可考慮改用其他方法。

暴露療法

暴露療法（Flooding Therapy）所採取的方法與系統減敏療法剛好相反。系統減敏療法講究循序漸進，從輕到重，逐步脫敏，最終克服焦慮；而暴露療法則講究以毒攻毒，讓患者完全置身於焦慮或恐懼的場景中，通過強烈刺激，逐漸耐受並適應。

對一個焦慮的人，如果只是告訴他別焦慮，是毫無用處的，因為他已經對自己說過上百次同句話。就算告訴對方改變想法也沒有用，因為焦慮的人會問無數個「萬一呢」。所以，必須要有具體可行的方法，比如暴露療法。

暴露療法最早的使用者是一個叫 Crafts 的內科醫生。

有一位年輕婦女，非常恐懼乘坐和駕駛汽車，特別是在通過隧道和橋樑時更加嚴重。Crafts 將這位婦女強行安置在汽車後座上，並將車從她家一直開到自己位在紐約的診所，沿途經過了許多橋樑，還經過了很長的荷蘭隧道。行車途中，這位婦女極度驚恐，不斷嘔吐、戰慄、叫喊。當汽車行駛了八十公里之後，這些驚恐反應減弱了。回程中，婦女幾乎沒有發生什麼不良反應。

雖然取得了不錯的效果，但 Crafts 當時並沒有給這一治療方法命名。直到二十世紀六〇年代初，行為治療家 Mallrdon、London 及 Stamptfl 等人在進行了一系列臨床實驗之後，才將這種方法命名為「暴露療法」，也稱作「洪水療法」。

暴露療法與其他的行為方法一樣，都是來自於心理學關於學習的研究。暴露療法的理論依據與行為主義心理學的恐懼症模式有關。影響恐懼症的行為模式是「習得模式」。

這種模式認為，**恐懼症是通過條件反射而習得的，病人的恐懼反應是無意識、非自主的。由於害怕的東西與恐懼體驗產生多次連接，會逐漸變成恐懼反應的條件性刺激物**。此後，每當刺激物出現，都會引起恐懼的情緒反應。當病人感到恐懼，通常都會做出逃避的行為反應。隨著病人與該刺激物間距離的加大，病人的恐懼體驗便會逐漸減弱。反過來，恐懼體驗的減弱又會強化病人的逃避行為，這種強化被稱作「負強化」，從而形成了一個惡性循環，其結果是病人對這個刺激物產生了持續且不合理的恐懼，不得不採取回避的行動。為了能事先避開刺激物，病人對與其相關的一切事物和提示都變得極為敏感。

如廣場恐懼症患者，最初可能只害怕空曠的場所，但最後會變成害怕一切空間，例如街道、電梯、禮堂、教室等。根據恐懼症的習得模式，要治療恐懼症就必須打破上述的惡性循環。可採用的療法之一就是暴露療法，即讓病人直接面對引起他高度焦慮和痛苦的情境、事物或思想，且不允許逃避。雖然剛開始會造成強烈的恐懼反應，但隨著暴露時間的延長，反應會逐漸減弱。最後，該刺激物與恐懼反應間的連結就會消除，恐懼症便隨之消失。

採用暴露療法時，必須決定可實現的治療目標。一開始選擇的目標應當是患者容易做到的，以利病人建立治療信心。治療前要告訴病人必須努力配合，暴露於恐怖情境中可能會出現一些不舒適的症狀，但不會有任何危害，因此要求病患不要有任何回避意圖。只要在恐怖情境中堅持下去，焦慮感就會減輕。我們來看一下下面這個案例。

有一位患者一年前在公車上曾恐慌發作，感到噁心、心悸、有瀕死感。幾次發作之後，他開始逃避搭車，改為步行上班。這位男性的家族沒有精神疾病史，生活也非常美滿。

醫生採取了暴露療法來治療患者。醫生和這位患者一起走到公車站，為了使最初的暴露方法取得成功，醫生同意和他一同搭車並提議他坐在車子另一邊的座位上，雙方約定不得相互接觸，除非緊急情況發生，但醫生始終跟在他身邊，不會將他單獨留在車上。兩小時後，兩人下車。休息時，他們一邊喝茶一邊討論道：

患者：「一半的時間裡我都感到胃部難受，很想跳下車，但我覺得您坐在後面，我不能這樣。」

醫生：「您對付焦慮不安的感覺確實做得不錯。您用行動向自己表明，您能夠戰勝它。如果您在焦慮時能忍耐住不舒服的感覺，焦慮症狀實際上就會迅速減輕。」

第二次治療時，醫生嘗試讓男性單獨乘車一～二小時。雖然是單獨乘車，但這位患者顯然能夠應付，焦慮程度比前一次輕了。醫生對他的成功大加讚揚，並告訴他，下次重複訓練能進一步緩解病情。

事實確實如此。經過四次暴露療法之後，這位病患的病情已有明顯好轉。

嚴格說來，暴露療法還可以劃分更細，分為現實暴露療法和想像暴露療法。上述案例中的療法，就是在現實情境中進行。而想像暴露療法就是讓患者通過回憶再次回到痛苦的場景中。這時，曾經以圖片、聲音、味道等形式存在的片段記憶會在患者大腦中被再次啟動。通過長時間的停留，讓大腦有足夠的時間處理那些片段的記憶，進而對痛苦的記憶場景有一個全面的認識，能夠分辨出哪些是現實的危險，哪些是想像的危險。最終，身體和情緒的反應會在這個過程中得到了梳理，也重新修正想法和記憶，從而有助放下恐懼和傷痛。

需要注意的是，無論採用什麼樣的暴露療法，都要在專業人士的指導下進行，而且多數情況下需要服用藥物來輔助治療。

森田療法

森田療法是二十世紀二〇年代日本東京慈惠會醫科大學森田正馬教授創立，是一種基於東方文化背景，獨特且自成體系的心理治療理論與方法。當時，該療法取名為「特殊療法」。森田正馬教授病逝後，他的學生更命名為「森田療法」。此方法對焦慮症有顯著療效。

森田療法的精髓就是「順其自然，為所當為」。當焦慮症狀出現，越想努力克服症狀，越會加重自己內心衝突，症狀越加頑固。因此當症狀出現，應對其採取不在乎的態度，接受症狀，不視其為特殊問題，以平常心對待。對於由不得自己的事情，即使著急也無濟於事，只能面對並接受現實。就像天氣一樣，不管好壞，都應順其自然，堅持去做自己能做的事。當然，順其自然不是說放任自流、無所作為，而是一方面自然接受自己的症狀和情緒，另一方面靠自身努力，帶著症狀去做自己更應該做的事。

從某種程度上說，森田療法不是一種方法，而是一種境界。很多人初次接觸這種方法時覺得其「缺乏可行性」，不知道具體該怎麼做。其實，森田療法的關鍵在於領悟，讓自己的心理發生變化，從而達到一種境界。患有焦慮症的人總會問自己該做點什麼，也許什麼都不做更能解決問題。這就是森田療法的核心。

在此可以用一個比喻來說明。如何讓一杯混濁的水澄清？如果用力搖晃杯子或者用筷子攪動杯子裡的水，只會讓水變得更加渾濁。而如果什麼也不做，只是讓這杯水靜靜放在那裡，過一會兒，這杯水就會自動澄清了。這就是森田療法順應自然的哲學思想，**無為而治的理念**。

森田療法適用於個人，但如果在專業醫生的引導下，效果會更好。一般情況下，醫生會採用下面幾個步驟對患者進行治療。

治療導入期

主要是醫師向患者講解森田療法的基本理論。告訴患者，所有的不適都是一種自我感受而不是病，只有「保持原狀，順其自然」，不為其所擾，才能使種種感受自消自滅。焦慮症的內在原因在於一種叫作「神經質」的東西。這種東西的特質是內向性、強烈的自我意識、過度地追求盡善盡美及過分渴望生活美滿。具有這種特徵的人，當遇到生活環境的改變，甚至只是很輕微的精神創傷時，容易產生焦慮。**產生焦慮後，越是在意，焦慮就越嚴重，從而**

形成惡性循環。森田把這一過程叫作精神交互作用。森田療法就是要解決這種主客觀的矛盾，破壞其交互作用。

絕對休息期

這一時期，醫生會要求患者靜靜躺在病床上，不許做任何事，包含看書、聽音樂、與人交談等。醫生也不進行講解或指導，只告訴患者不管出現什麼情況都要忍耐和堅持下去。

輕微活動期

絕對休息期過後，雖然患者仍然不能看書、聽音樂和談話，但白天可以到室外去散步，晚上要寫日記。如此，患者會有一種被解放的愉快情緒，對周圍環境產生新鮮的感覺。

普通活動期

醫生每天會安排活動給患者，例如打羽毛球、折紙、擦玻璃和洗衣服等。此期間允許患者看一些有助愉悅心情的書籍，也可以聽音樂。患者每天晚間要把日記交給醫生，醫生會告訴患者，如果能帶著自身的焦慮症單方面去參加那些安排的活動，就能忍受症狀的存在，從而逐漸達到「順其自然」的狀態。

強化體驗期

在這一時期內，醫生要和患者接觸兩次：第一次是交日記，第二次是聽患者的講述，進一步強化患者所得到的體驗。

通過多次體驗，當患者能放下焦慮去參加活動，也就基本達到了治療的效果。

總之，森田療法重在讓患者去實踐、體驗、感受、領悟，如此反覆後，最終形成自己的東西。當悟透了，也就逐漸掌握了森田療法，而能真正走出焦慮的困擾。

Chapter 12

用運動和飲食來緩解焦慮

積極的運動和適當的飲食，能有效緩解焦慮。研究發現，經常運動有助身體釋放讓人愉悅的腦內啡，有益於提升情緒。

俗話說：「藥食同源。」只要飲食得當，就能攝取各種有益於緩解焦慮的物質。

運動緩解焦慮

運動對減少焦慮非常有效。一般的運動包括慢跑、騎自行車、游泳、跳繩。

慢跑

慢跑是最簡便的運動，而且能有效緩解焦慮。我們來看一下下面這位慢跑者的分享。

我曾經患過嚴重的焦慮症，當時嘗試過偏方，也到大醫院就診過，但治療效果都不明顯。反而服用藥物的副作用很明顯，如食欲不振、嗜睡、身體虛弱等等。

最終，讓我從噩夢中走出來的是慢跑。慢跑一點也不無聊，充滿了成就感。

一邊慢跑一邊想事情，整個人變得積極樂觀多了，而且現在我不需服用安眠藥也能每天睡個好覺了。

慢跑帶來的效果不僅是體態變好，思路也變得更清晰。

慢跑的好處是有科學依據的，並非隨意說說。

在身體上，除了能消耗多餘的熱量，能釋放肌肉的緊張，消耗多餘的腎上腺素，從而降低焦慮，還會使心臟收縮時增加血液輸出量，降低血壓，增加血液中高密度脂蛋白膽固醇的含量，提升身體的能力。也可以加快體內的新陳代謝，延緩身體功能老化的速度，並可將體內的毒素等多餘物質隨汗液及尿液排出體外。

慢跑時會提高大腦5－羥色胺的數值和腦內啡的分泌，進而抵制焦慮和憂鬱的侵襲。

騎自行車

騎自行車和跑步一樣，也是一種能緩解壓力和焦慮、改善心肺功能、提高身體素質的運動。而且，現在公共自行車發展迅速，到處都能租借到自行車。

騎自行車的好處如下。

- 使身體分泌激素腦內啡，讓人產生幸福感。

・能預防大腦老化，提高神經系統的敏捷性，具有減壓醒腦的功能。
・能提高心肺功能，鍛鍊下肢肌力，增強全身耐力。

游泳

游泳也是一項不錯的運動，除了能增強心肌功能，絕大多數人對水有一種天然的親近感，在水中運動、嬉戲會給人帶來很大的愉悅感。

跳繩

跳繩比較簡單便利，幾乎不受環境限制，室內室外都可以。更重要的是，跳繩的鍛鍊效果很好，所以有「跳一跳，十年少」的說法。

具體而言，跳繩的好處有以下幾點。

・促進血液循環，通經活絡，使人精神舒適。
・增強人體心血管、呼吸和神經系統的功能。

研究證實，跳繩可以預防諸如糖尿病、關節炎、肥胖症、骨質疏鬆、高血壓、憂鬱症等多種疾病。對哺乳期和絕經期婦女來說，跳繩還兼有放鬆情緒的積極作用，因而有利於女性的心理健康。對於焦慮症患者也大有裨益。

每個人的具體情況不盡相同，我們要選擇適合自己的鍛鍊方式。只要方法得當，加之不斷堅持，就一定不會再受焦慮的困擾。

來一場說走就走的旅行

輕鬆的旅行對緩解焦慮有很大的幫助。如今社會環境比較浮躁、壓力龐大，人們很容易出現憂鬱、焦慮、狂躁等症狀。我們可以安排好時間，給自己一個輕鬆旅遊的機會，以調整焦慮不堪的情緒。

焦慮的突出特點是看任何問題都從消極、悲觀的角度出發，遇事愛往壞處想，容易喪失信心，不願與他人交往等等。而旅遊可以讓人脫離造成焦慮的惡劣生活環境，使人獲得心理學上所謂的「移情易性」效果。

旅遊途中，注意力往往會轉移到那些應接不暇的車船、山川、都市和陌生的人際交往中。輕鬆愜意的旅遊生活，可以使人忘掉那些不愉快的事，盡情宣洩胸中的積鬱。

馬克思曾說：「一種美好的心情比十劑良藥更能解除生理上的痛楚和疲憊。」可見，旅遊是焦慮症康復的良方。

惟有一點需要注意，建議選擇大自然（有充足陽光、河川、綠地為主），不要選擇陰暗或人群擁擠的景點，否則有可能會加重焦慮的情緒。

休閒娛樂

一提到休閒娛樂，就讓人想到玩，許多人也認為休閒娛樂就是盡情地玩。這確實是娛樂的一種，但娛樂還有更深層的含義。「娛」字在古代又通「悟」，領悟的「悟」。「娛」**是一種領悟之後的情緒**；而「樂」，在甲骨文中是成熟的麥子的意思，所以娛樂是領悟之後**的感受和成熟之後的喜悅**。由此可見，娛樂的真正價值是領略到生活中的美好、值得享受的內容，從而恢復對生活和工作的熱情。

沒有理解休閒娛樂真意的人，才會毫無節制地通宵打麻將、玩遊戲等等，把休閒娛樂當成了一種放縱。如此一來，休閒娛樂就失去了真正的意義，收穫的只能是更加疲累、焦慮。

在進行休閒娛樂的時候一定要選對方式，保持克制，才能緩解壓力和焦慮。像是玩電玩，一旦沉迷其中，危害很大，但如果適當地玩一些休閒類的小遊戲，則有減輕壓力、降低焦慮的效果。

美國加州大學曾經做過一項研究，適當玩一些非暴力類遊戲可以適度緩解憂鬱症，實驗組中緩解率達到57％。

研究小組對五十九名成人憂鬱症患者進行了研究。把患者分為兩組，實驗組和控制組。實驗組的人平均每天可以玩四十分鐘的遊戲，而控制組不能玩遊戲。

一個月後，結果顯示，實驗組的憂鬱症明顯減輕了。

研究者寫道：「隨機調查的結果顯示，休閒遊戲在該項研究中具有價值，並對憂鬱症和焦慮症有積極影響。我們認為，這項發現可以有助找出哪些遊戲對憂鬱症和焦慮症的治療有效，甚至替代藥物治療。」

當然，休閒娛樂的方式非常多，下面介紹幾種緩解焦慮效果比較明顯的項目。

做ＳＰＡ

ＳＰＡ也叫水療，是指利用水資源結合沐浴、按摩、塗抹保養品和香薰精油來促進新陳代謝，滿足人體視覺、觸覺和嗅覺而達到身心暢快的享受，具有舒緩減壓，幫助人達到身心靈的健美效果。

泡泡浴

與傳統的水浴相比，泡泡浴對皮膚的刺激更廣泛、持續。可以把燈關上，在浴缸中倒一些浴鹽或泡沫沐浴液，再放入一隻精油球，躺在裡面，把白天的煩惱拋在腦後，泡在熱水裡慢慢享受。

香薰蠟燭

香薰蠟燭屬於工藝蠟燭的一種。其蘊含的天然植物精油，燃燒時散發出怡人的清香，具有美容保健、舒緩神經、淨化空氣、消除異味之功效。

緩解焦慮的八種食物

除了冥想、運動等方法，食療也能緩解焦慮，只要選擇合適的食物、吃法得當，就能有效緩解焦慮。

以下八種食物即能緩解焦慮。

菠菜

菠菜含豐富的葉酸。科學研究發現，**人體缺乏葉酸會導致大腦中的血清素減少，引起焦慮、失眠等症狀**。因此，焦慮症患者多補充葉酸能有效地緩解病情。許多綠色蔬菜中都含有葉酸，其中以菠菜的葉酸含量最為豐富。

減輕。

大蒜

德國一項研究表明，焦慮症患者吃了大蒜之後，原來的疲倦、易怒、焦躁等症狀會大幅

櫻桃

櫻桃內含的花青素能夠有效降低炎症發生，具有改善睡眠的功效。對於有頑固性失眠的焦慮症患者來說，多吃櫻桃是不錯的選擇。

低脂牛奶

低脂牛奶能夠減輕緊張、暴躁、焦慮等症狀。有實驗證明，讓一百名焦慮症患者連續飲用低脂牛奶三個月後，八十名患者的焦慮症症狀有明顯好轉。

全麥麵包

攝取碳水化合物後會產生血清素（快樂荷爾蒙），可使人鎮定、舒緩壓力。而全麥麵包的消化時間長，鎮定效果相對更持久。

香蕉

香蕉中含有生物鹼，可振奮精神，提高自信心，同時內含的大量色胺酸、維生素B_6與碳水化合物，是製造血清素的秘要物質，可使人精神振奮，減少焦慮的發生。

深海魚

研究顯示，居住在海邊的人幸福感更強。這不僅僅是因為大海讓人心情舒暢，關鍵在於因海產豐富，附近居民經常吃魚。哈佛大學的研究指出，深海魚中的 Omega-3 脂肪酸與常用的抗憂鬱藥如碳酸鋰有類似的作用，能阻斷神經傳導路徑，增加血清素的分泌量。

葡萄柚

葡萄柚裡含有豐富的維生素C，不僅可以維持紅血球的濃度，讓身體具有較強的抗壓性，還是製造多巴胺與正腎上腺素的重要成分。

焦慮時不能吃的食物

太甜的食物

加糖巧克力、奶酥麵包、精製蛋糕等含糖量很高，雖然可以在短時間內發揮鎮靜情緒的作用，但因為含糖食物會快速被腸胃吸收，造成血糖急劇上升又下降，反而會讓精神更加不濟，也影響情緒的平穩。

高脂食物

霜淇淋、炸雞、薯條、漢堡等食物的脂肪含量高，食用後容易讓人昏昏欲睡，更加提不起精神。若和含咖啡因的咖啡、奶茶一起食用，不但會讓人覺得非常疲憊，還會影響晚上的睡眠品質。

高鹽分的食品

在焦慮時吃含鹽量高的食物，如一些罐頭食品，還有香腸、滷味等醃製品，會使身體循環能力減弱，從而減慢新陳代謝，精神顯得更加疲憊。

辛辣的食物

辛辣的食物會給人造成很大的刺激，從而干擾睡眠。

咖啡因飲料

適量飲用含咖啡因的飲料可提精，也能舒緩緊張感。但過量時，會使腎上腺素增加分泌，反而使人更加煩躁，另外，咖啡因飲料也會嚴重影響到睡眠品質。

當出現焦慮，以上這些食物和飲料請儘量避免食用。

附錄　緩解焦慮的23個小竅門

試著微笑

微笑是靈丹妙藥，可以化解不良情緒，讓焦慮消失。

被人誤解時微微一笑，是一種素養；受委屈時坦然一笑，是一種大度；吃虧時開心一笑，是一種豁達；處於窘境時自嘲一笑，是一種智慧；無奈時達觀一笑，是一種境界；危難時泰然一笑，是一種大氣；被詆毀時平靜一笑，是一種自信；失意時輕輕一笑，是一種灑脫。無論遇到什麼事情，請試著微笑面對。就算再怎麼抱怨、焦慮，那些事情也不會因內心的不快而改變。整天苦著臉，一副苦大仇深的樣子，或者總是擔憂明天的風險，抹不去昨天的陰影，根本無助於解決問題，反而會形成障礙，有害無益。

所以，感到焦慮時，一定要試著微笑。即使覺得困難，也要努力找到微笑的理由。

觀賞日落日出

「日出」象徵著生命的新生和壯美，而「日落」象徵著生命落幕的同時，更有對明天的美好期待。

感到焦慮時，可以去看一看日落日出，感受大自然的生命與活力，以及開始與結束不斷交替的過程。當太陽從遠方的地平線一躍而出，想必可以體會到什麼才是美好的事物，讓全身充滿了力量，找回生活的勇氣與戰勝困難的信心；當看到落日的余暉灑滿天空，到處透著蒼茫與悠遠，一定會對人生有更多的體悟，能看開更多的事情，獲得內心的平和與寧靜。

吃喜歡的小零食

吃是一件很愉快的事情，吃到自己喜歡的東西時總能讓人的心情變好。有心理學家曾做過實驗，發現吃飯時人的心情會很放鬆，愉悅指數也很高。

所以，感到壓力過大、焦慮不安時，不妨犒勞一下自己，吃點喜歡的小零食，既不會耽誤太多時間，又可以緩解不好的情緒。

在空曠的野外或者高處大聲吼叫

大聲吼叫是發洩情緒的一種方式，可以找一個空曠的野外或者登上附近的高處，比如山頂、樓頂等地方，放聲喊叫。聲音的迅速擴散會給人一種舒展的感覺。人身處這樣的環境中，就像被放歸自然的小鳥，很容易體會到「被治癒」的感覺。在大喊的過程中，會感覺到各種不愉快、壓力、痛苦都隨著破喉而出的聲音沖出體外，飄向遙遠的天空。

自我反省

有時，因為現實或者自身情況不允許，人們會壓抑某些情緒體驗或欲望，使其得到控制。但是，這些情緒體驗或欲望並沒有消失，只是潛伏到無意識中。當某種誘因出現之後，就會爆發出來，從而產生焦慮。在這種情況下，必須進行自我反省，找到深藏的內在原因，說出潛意識中引起焦慮或痛苦的事情。也可以進行發洩，發洩後症狀通常會消失。

嚼口香糖

在國外，有研究者使用腦電波（Electroencephalography, EEG）掃描發現，嚼口香糖可增強α腦波，而α腦波的減弱與緊張焦慮情緒密切相關。另外，還有關於唾液皮質醇的研究也證實，嚼口香糖時，與壓力感成正比的唾液皮質醇值明顯降低。因此，感到焦慮時，可以通過嚼口香糖來緩解。有些運動員在比賽時嚼口香糖，其實就是在緩解壓力和焦慮。

寫出來

很多時候，產生焦慮是因為心中的壓力、擔憂或者想法得不到傾聽和抒發。其原因也許是找不到合適的傾訴對象，沒法或者羞於向別人訴說。面對這種焦慮，可以隨身準備一個小筆記本，將壓力和心理體驗全部詳細寫下來。如此一來，煩惱一旦得到抒發，焦慮就會大大減輕。

吹大拇指

有心理學專家研究發現，控制心率的交感神經可以通過呼吸來調節，而向大拇指吹氣就是在調節呼吸。吹大拇指能起到平靜脈搏、降低心率的作用，從而消除緊張和焦慮。另外，吹大拇指也能轉移注意力，降低緊張和焦慮。

數顏色

用數顏色來緩解焦慮的目的是為了轉移注意力。這種方法可以把精力從「情緒」的泥潭中解放出來。

數顏色的方法非常簡便，隨時都能做。比如，因為工作上的事而焦躁時，可以先暫且停下，坐在辦公桌前，觀察辦公室裡面的各種顏色：棕色的桌面、雪白的牆壁、黑色的電腦螢幕、同事紅色的上衣、盆景綠色的葉子……把注意力集中到眼前事物的顏色上時，焦躁感就會逐漸消失。

停下來思考

許多煩惱和焦慮來自無休止的盲目追求。應該適時放慢腳步，和靈魂同行，在內心深處思考，自己到底在追求什麼。

放棄

雖提倡堅持，但也不排斥放棄。有些事情堅持沒有任何意義，只會徒增煩惱和痛苦，讓自己焦慮不已，這時，放棄是最明智的選擇。放棄就是刷新生命，清理垃圾，擴大記憶體，能讓我們擁有更廣闊的生活空間，行走在更寬廣的道路上。

所以，不要因為那些錯誤的目標而焦慮，並為此付出大量的心血和努力。重新找到目標之後，激情、快樂、幸福都會回來，並成為前進的動力。

離開座椅

工作累了或者感到壓力時，很多人採用的放鬆方式是從直立的坐姿改成仰躺，但屁股始終沒有離開椅子，思緒仍停留在電腦螢幕面前。其實，這是一個很不好的習慣。要學會離開自己的座椅，給身體一個呼吸新鮮空氣的機會，哪怕是去茶水間沖一杯咖啡的時間。不要小看這短暫的幾分鐘，也許再次回到工作狀態時，已經充滿力量，並欣喜地發現，正在困擾自己的問題有了解決的新靈感。

自嘲

被壞情緒纏身，感到焦躁時，不妨試著用阿Q精神自嘲一番。等把自己逗笑了或者感到無奈的時候，心境就會轉變成是「隨它去吧」，在不知不覺中，那些憂愁煩惱便煙消雲散了。自嘲是一種有益於身心健康的心理防禦機制，能調適人們失衡的心理，營造一個坦然、豁達的心理氛圍。

事實上，很多人對於壞事總是難以釋懷，因而產生焦慮和痛苦。如果能自嘲一番，情況會好很多。

自我催眠

焦慮症患者大多會把白天的壞情緒帶到晚上，從而導致睡眠障礙，出現失眠、多夢的情況，或者很容易突然從夢中驚醒。

面對這種情況，可以進行自我暗示催眠。例如在心裡默默對自己說：「我很困，今天很累，五分鐘之後我就會沉沉睡去，進入夢鄉……」這樣能平復情緒，緩解焦慮，幫助入睡。

每天閱讀三十分鐘

閱讀有修復情緒的功能。沉浸在閱讀中時，大腦的求知程式會完全開啟，現實的焦慮就會被排除在外。

可以準備一些自己喜歡的書，每天閱讀三十分鐘。如此一來，焦慮的困擾自然會消除。

試著去幫助別人

有句話說：「助人為樂」。幫助別人會讓人產生愉悅感和成就感，從而轉移或戰勝內在的緊張情緒。所以，感到焦慮時，可以嘗試著幫助別人，比如參加各種公益活動、義務勞動。

深呼吸

深呼吸有助穩定情緒和平復心情。

感到緊張和焦躁的時候，這種情緒不僅僅體現在意識上，還會表現到生理上，如心跳加劇、心煩意亂。這時不妨做個深呼吸，以此來穩定情緒。

照鏡子，做鬼臉

感到生氣或者擔憂時，不妨看看鏡子裡的自己。當看到那張因憤怒而扭曲，或者因憂慮而死氣沉沉、晦暗無光，多數人會認為那是所有人都不歡迎的臉，包括自己。這時，可以做鬼臉來調節氣氛，比如歪嘴扭唇、抬鼻斜眼等。一方面能讓臉部的肌肉得到放鬆；另一方面，看到自己的古怪模樣時會忍不住發笑，如此焦慮就會消失。

擠壓小球

擠壓小球可以有效舒緩壓力，緩解焦慮症。可以隨身準備一顆壓力球，當感到焦慮或者壓力過大，就拿出來用力擠壓，並暗示自己已將壓力擠壓出來，隨後，便會發現焦慮症症狀明顯減輕了。

遠離「垃圾人」

什麼是「垃圾人」？主要是指身上充滿了情緒垃圾的人。這些垃圾情緒包括沮喪、憤怒、忌妒、算計、仇恨、傲慢與偏見、貪心、抱怨、比較、愚昧、煩惱、失望……它們極具殺傷力，而且需找個地方傾倒、傳染和轉移。如果距離這些人太近，稍不留神，就會成為他們傾倒「垃圾」的對象，最終使我們受到感染，也沾染一身「垃圾」味。

近朱者赤，近墨者黑。因此要儘量遠離「垃圾人」，多接近擁有正能量、樂觀向上的人，才不會使焦慮加劇。

看漫畫

漫畫誇張、有趣，能使人心情開朗，對緩解壓力和焦慮有一定的作用。

所以，感到焦慮的時候，可以翻看一些漫畫作品。其實，許多人要面對激烈的社會競爭，壓力很大，而簡明的漫畫能讓人在枯燥的競爭中找到平靜的空間。

不要總想「如果當初」

現實生活中，經常會出現悔恨感。其實，擁有輕微的悔恨心理是正常的。但如果過度悔恨，則會產生焦慮。像總是放不下以前發生的事情，每想一次後悔一次，總想著如果當初不那樣就好了。

發生過的已經發生，世界上也沒有後悔藥，再後悔也沒有用，只會徒增痛苦。要告訴自己生活是朝前走的，不是倒退的，何必與以前過不去呢？要定期刪除記憶，從記憶中擯棄掉不愉快的人和事。

想一想自己的伴侶

加拿大西安大略大學的研究團隊發現，人們回想伴侶時，會產生一種良性壓力反應，這種欣慰的感受與焦慮不安的壓力困境以及疲勞感形成了鮮明的對比。這種生理上的變化正是人們所謂「愛情的力量」。科學家解釋，從本質上來說，愛情會讓人產生一種生理和心理上的衝動，這種衝動會與積極的情緒聯繫在一起，從而起到消除疲勞感和焦慮感，提升正能量的作用。

所以，感到疲勞和焦慮不安時，可以閉上眼睛，花片刻時間想一想自己的伴侶，會讓我們感覺好很多。

國家圖書館出版品預行編目(CIP)資料

焦慮不是你的錯：走出恐慌泥潭, 緩解不安的練習 / 陳志林作. -- 初版. -- 新北市：世潮, 2020.12
面； 公分. --（暢銷精選；81）
ISBN 978-986-259-073-7（平裝）

1.焦慮症 2.心理治療 3.生活指導

415.992 109015865

暢銷精選 81

焦慮不是的你錯：
走出恐慌泥潭，緩解不安的練習

作　　者／陳志林
主　　編／楊鈺儀
編　　輯／陳怡君
封面設計／走路花工作室
出 版 者／世潮出版有限公司
地　　址／（231）新北市新店區民生路 19 號 5 樓
電　　話／（02）2218-3277
傳　　真／（02）2218-3239（訂書專線）
劃撥帳號／17528093
戶　　名／世潮出版有限公司 單次郵購總金額未滿 500 元（含），請加 80 元掛號費
世茂網站／www.coolbooks.com.tw
排版製版／辰皓國際出版製作有限公司
印　　刷／世和彩色印刷股份有限公司
初版一刷／2020 年 12 月
　　二刷／2022 年 5 月

I S B N／978-986-259-073-7
定　　價／360 元